ESSEN UND TRINKEN
IM SÄUGLINGSALTER

Ernährungswissenschafterin und Stillberaterin
Mag. Ingeborg Hanreich, IBCLC

6. überarbeitete Auflage

Band 1

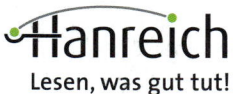

Lesen, was gut tut!

Wichtiger Hinweis:
Die Empfehlungen dieses Buches entsprechen den aktuellen ernährungswissenschaftlichen und medizinischen Kenntnissen bei Fertigstellung des Werkes. Es basiert auf aktuellen Empfehlungen der WHO und des Forschungsinstitutes für Kinderernährung Dortmund sowie auf wissenschaftlichen Untersuchungen.
Wissenschaft ist jedoch immer im Fluss! Dadurch kommt es zu abweichenden Meinungen einzelner Wissenschafter und Wissenschafterinnen. In Zweifelsfällen sprechen Sie bitte immer mit Ihrem Arzt oder einer Ernährungswissenschafterin.
Jede Leserin, jeder Leser ist für das eigene Tun und Lassen selbst verantwortlich. Weder Autorin noch Verlag können für eventuelle Nachteile oder Schäden, die aus praktischen Hinweisen des Buches resultieren, eine Haftung übernehmen.

Noch ein Hinweis:
Bitte haben Sie Verständnis dafür, dass aus Platzgründen im Text nur von Ihrem Arzt gesprochen wird und dabei gedanklich auch Ihre Ärztin einbezogen ist, während die Bezeichnungen Stillberaterinnen, Mütter- und Väterberaterinnen, Ernährungswissenschafterinnen und Diaetologinnen (Diätassistentinnen) verwendet werden, ohne die männlichen Kollegen ausschließen zu wollen.

Text:	Mag. Ingeborg Hanreich, IBCLC
Wiss. Beirat:	Dr. Evelyn Spivey-Krobath
	Dipl. oec.troph. Eritta Macho
	Dipl. oec.troph. Ehrentraud Hansen
Grafik und Layout:	Gerlinde Cathrin Antolkovich
Foto:	Karl Grabherr – www.karl.grabherr.at, Andrea Jungwirth – www.einfachgesagt.com
	Zauberhut – www.fotolia.de
Film und Druck:	Ueberreuter Print GmbH, Korneuburg

1. Auflage 1994 unter dem Titel „Handbuch Säuglingsernährung – Essen und Trinken im ersten Lebensjahr"
6. überarbeitete und erweiterte Auflage 2010 © by Verlag Ingeborg Hanreich, Wien

ISBN 978-3-901518-10-2 | Band 1

Verlag und Vertrieb in Österreich: Mag. Ingeborg Hanreich
Esterhazygasse 7/2, A-1060 Wien | Tel.: (+43 1) 504 28 29-1 | Fax: (+43 1) 504 28 29-4
E-Mail: bestellung@kinderkost.com | Internet: www.kinderkost.com

Vertrieb in der Schweiz: Sonja Schär, Mütter- und Väterberaterin
Lohstrasse 22, CH-8362 Balterswil, Tel.:(+41 71) 971 49 77 | Fax: (+41 71) 971 49 76
E-Mail: sonja.schaer@kinderkost.com | Internet: www.kinderkost.com

Meiner Mutter,
einer großartigen Frau, die mich mit ihrer Liebe genährt hat,

und allen Müttern, Vätern und Großeltern,
die mich durch ihre Fragen nach Antworten suchen ließen.

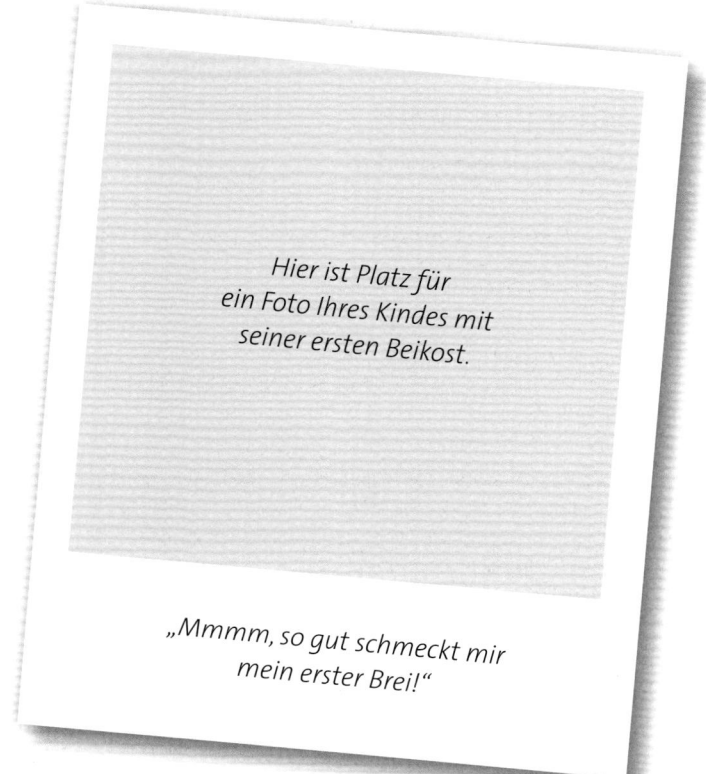

Hier ist Platz für
ein Foto Ihres Kindes mit
seiner ersten Beikost.

„Mmmm, so gut schmeckt mir
mein erster Brei!"

INHALT

GESCHICHTE DES BUCHES

Die Idee zu meinem Buch entstammt einem Gespräch mit Dipl. oec.troph. Britta Macho und Dr. Evelyn Spivey-Krobath. Ihnen gilt mein besonderer Dank.

Dieses Buch ist unter Mithilfe vieler Personen entstanden.

Ein herzliches Danke an Dkfm. Lotte Hanreich, Boris Hanreich, Bernd Hagg, Mag. Gerlinde Härting, Mag. Elisabeth Illnar, Mag. Ulrike Luftensteiner, Ulrike Sarang (LLL), Hertha Deutsch, Mag. Christine Schober, Ann Anders für das Lektorat der 1. Auflage, den Kolleginnen bei den einzelnen Herstellern von Säuglingsnahrungen für die Informationen, Lilly, Bernhard, Birgit, Ami und all meinen Freunden für die unterstützenden Gespräche sowie meinem Vater, Dipl. Ing. Georg Hanreich, für dessen ideelle und finanzielle Unterstützung beim Druck der 1. Auflage.

Fünfzehn Jahre später

Mit Dipl. oec.troph. Ehrentraud Hansen gab es 2002 erstmals eine speziell für Deutschland entwickelte Version meines Buches.

Das Buch ist mittlerweile an Umfang stark gewachsen und wird immer internationaler! Seit 2007 fasst das Buch als einziges die aktuellen Empfehlungen und die Marktsituation der drei Länder Österreich, Deutschland und der Schweiz zusammen.

Ein ganz herzliches Dankeschön allen Müttern, Vätern, Großmüttern und Großvätern sowie allen Elternberaterinnen, Hebammen, Stillberaterinnen, Ärzten und Ernährungsfachkräften für die vielen Anregungen und Anfragen der letzten Jahre. Ein besonderer Dank gilt Dr. Gudrun von der Ohe, IBCLC und Dipl. oec.troph. Ellen Drescher, IBCLC, Sonja Schär, Mütter- und Väterberaterin, und den Beraterinnen der Schweizer La Leche Liga.

Viele Briefe von LeserInnen wurden von aufmunternden Zeilen bzw. Kinderfotos begleitet, worüber wir uns sehr gefreut haben. Danke!

Die nun vorliegende Ausgabe erstrahlt in neuem Design. Ein großer Dank gilt daher auch den beiden Fotografen, Karl Grabherr und Andrea Jungwirth, sowie meiner Grafikerin Gerlinde Cathrin Antolkovich und unserem Model Oskar. Sie alle haben maßgeblich zum neuen Outfit beigetragen.

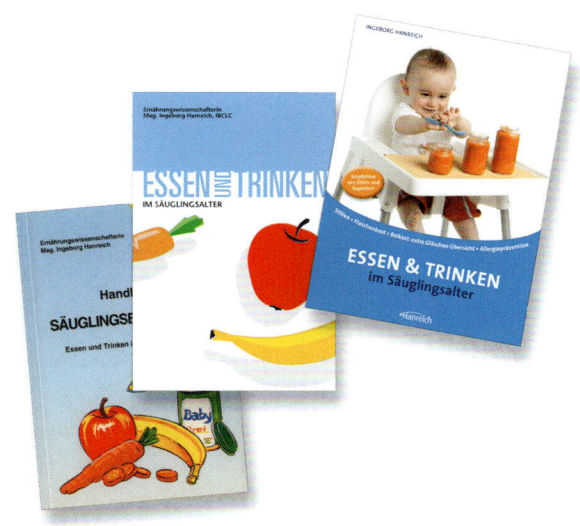

11

Willkommen!

Herzlich willkommen, Kleines!

Ich wünsche Ihrem Kind alles Gute für seinen Lebensweg. Der Anfang ist gemacht, alle Wege steher offen! Auch für Sie als Mutter oder Vater beginnt ein neuer Lebensabschnitt voller glücklicher Momente, aber auch voll neuer Anforderungen.

Bei Ihrem ersten Baby werden Sie mit einer Menge an Informationen, Probepackungen, Werbeprospekten und „guten Ratschlägen" überhäuft.
Doch vieles ist widersprüchlich und lässt Fragen offen. Woran soll man sich also orientieren?

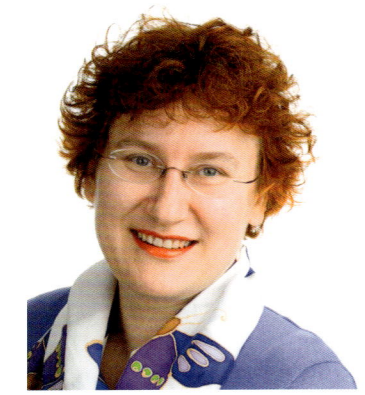

Mag. Ingeborg Hanreich, IBCLC
Ernährungswissenschafterin und Stillberaterin

Die Ernährung des Kindes im 1. Lebensjahr legt den Grundstein zur späteren Gesundheit. Reagiert doch das Baby, dessen Verdauung und Abwehrkräfte noch nicht ganz entwickelt sind, so empfindlich auf Fehler. Immer wieder tauchte daher die Frage bei den Eltern auf: *„Gibt es denn nichts Einfaches, das ich über die Ernährung meines Kindes lesen kann?"*

So ist dieses Buch entstanden, das viele, häufig wiederkehrende Fragen beantwortet und einen Ernährungsleitfaden durch das 1. Lebensjahr darstellt.

Die Leserinnen und Leser der vorangegangenen Auflagen haben viele praxisnahe Tipps beigesteuert. Daher sind sicherlich viele Anregungen enthalten, die Sie in die Praxis umsetzen können.

Da der Inhalt nach den Bereichen Stillen, Flaschennahrung, Beikost und Allergieprävention gegliedert ist, werden manche Themen (z. B. Schadstoffe) in mehreren Kapiteln behandelt.
Das Symbol „☞" im Text signalisiert, dass Sie im Stichwortverzeichnis Querverweise zu weiteren Informationen finden.
Der Anhang beinhaltet das Adressverzeichnis und ein Verzeichnis mit weiterführender Literatur.

Viel Freude beim Lesen und Umsetzen des neu erworbenen Wissens!

Ihre

Ingeborg Hanreich

Kleiner Mensch – noch nicht ganz fertig

So winzig sehen sie aus diese neuen Menschen, die – oh Wunder – aus dem Bauch kommen. Man kann nur staunen, dass alles an seinem Platz ist, und dankbar sein.

Noch ist das Kind alleine nicht lebensfähig. Es muss wachsen und Nieren und Darm müssen sich erst fertig entwickeln. Auf diese und andere Besonderheiten im Stoffwechsel des neuen Erdenbürgers muss beim Ernährungsangebot immer Rücksicht genommen werden.

Ihr Kind lernt in den ersten Tagen und Wochen enorm viel. Mit dem ersten Atemzug wurde die neue Lunge getestet und mit dem ersten Schluck Muttermilch das neue Verdauungssystem ausprobiert.

Im Bauch war es so leicht, alles direkt und vorverarbeitet von der Mama zu bekommen. Deshalb sind die Saugmuskeln noch nicht ausreichend trainiert. Das Trinken ist anstrengend und ermüdend. Aber Üben hilft! Und geübt wird mit maximaler Kraft.

Diese Anstrengung und das Wachsen verbrauchen sehr viel Energie. Im Verhältnis zum Körpergewicht wird davon doppelt so viel benötigt wie im Erwachsenenalter.

Der Magen von Neugeborenen ist nur etwa murmelgroß und noch nicht dehnungsfähig, sodass viele, aber kleine Mahlzeiten ideal sind. Nach 10 Tagen ist der Magen bereits etwa tischtennisballgroß und kann sich schon dehnen. Nach dem Milcheinschuss, wenn vermehrt Muttermilch gebildet wird, kann das Kind mehr Nahrung aufnehmen und sein Gewicht erhöhen.

Nicht nur der Energiebedarf, sondern auch der Bedarf an Flüssigkeit ist verhältnismäßig hoch. Besonders in den ersten Monaten brauchen die kindlichen Nieren sehr viel Flüssigkeit zum Ausscheiden der Stoffwechselprodukte. Erst danach werden sie belastbarer.

Außerdem wird viel Wasser über die Haut (als Schweiß) verdunstet – auch wenn Sie es nicht wahrnehmen. Ihr Kind regelt auf diese Weise seine Körpertemperatur. Haben Säuglinge z. B. im Winter kalte, aber feuchte Hände, sind sie meist zu warm angezogen und versuchen, den Körper durch Schwitzen abzukühlen.

Mag Muttermilch auch etwas „dünnflüssig" erscheinen, sie entspricht genau den Bedürfnissen Ihres Kindes und ist im gesamten 1. Lebensjahr das ideale Hauptnahrungsmittel für Ihr Kind. Die Muttermilch nährt das Kind vorwiegend durch Fett und ☞ Lactose (Milchzucker). Diese beiden Energieträger sind optimal.

Babys können Milchzucker in der Regel in einem viel höheren Maß verwerten als Erwachsene und zur besseren Verdauung des Muttermilchfettes wird gleich das passende Verdauungsenzym mitgeliefert.

13

Hingegen kann Stärke (z. B. aus Getreideprodukten, Kartoffeln) in den ersten 4 Monaten kaum verdaut und aufgenommen werden. Säuglingsmilchnahrungen für ältere Kinder oder zu frühe Beikostgabe würden daher den kindlichen Organismus belasten. Nicht jede Nahrung ist also geeignet!

Im 1. Halbjahr sind Babys sehr anfällig für Durchfall, weil die Abwehrkraft des Verdauungssystems erst aufgebaut werden muss. Allmählich besiedeln Darmbakterien den Darm und verhindern, dass Krankheitserreger Fuß fassen können. Eine Vagina geburt sorgt hier für die richtigen Starterbakterien und auch Stillen unterstützt den Vorgang der richtigen Besiedelung.

Was beim Säugling anders ist:
- *hoher Energiebedarf*
- *anfangs noch sehr kleiner Magen*
- *hoher Flüssigkeitsbedarf*
- *in den ersten Monaten noch nicht so belastbare Nieren*
- *sehr gute Verwertung von Milchzucker*
- *sehr gute Verwertung von Muttermilchfett dank mitgeliefertem Verdauungsenzym*
- *Stärke in den ersten Monaten kaum verwertbar*
- *unausgereifte Abwehrkraft des Verdauungssystems*

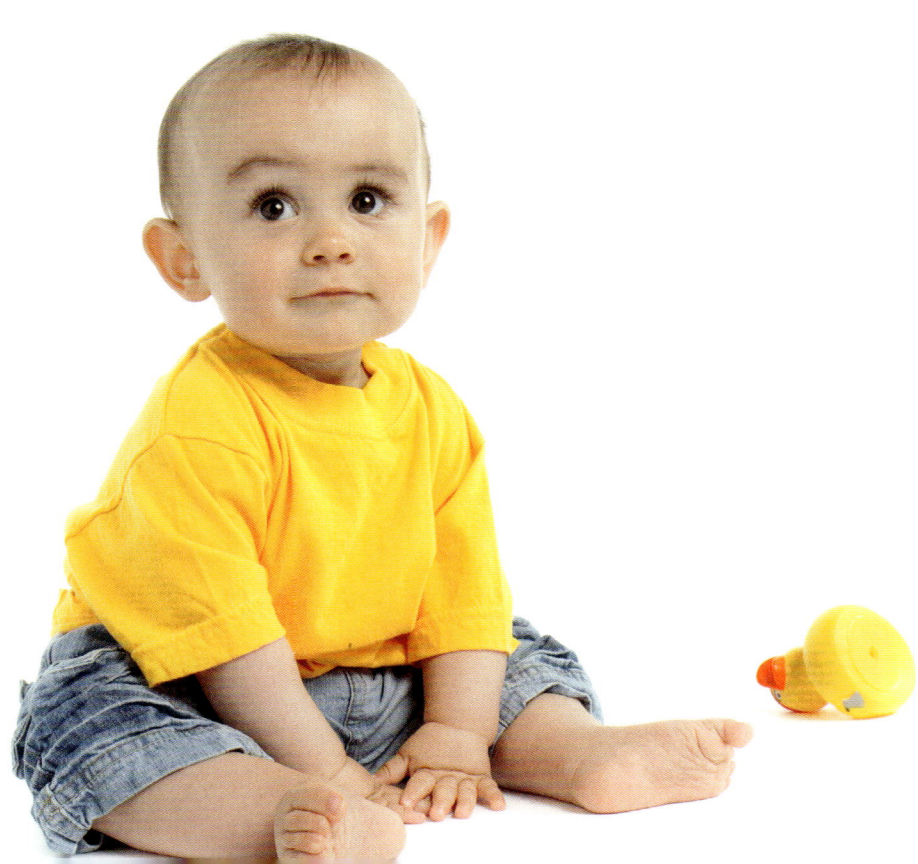

Durchschnittsbabys gibt es nicht!

Viele Hinweise in meinem Buch sind für sogenannte Durchschnittskinder gedacht, so zum Beispiel der Beikostbeginn mit ca. 6 Monaten.

Bedenken Sie beim Lesen aber bitte immer, dass Ihr Kind eine einzigartige Persönlichkeit ist. Es mag sich langsamer oder schneller entwickeln als der Durchschnitt und selbst einen ganz anderen Entwicklungsrhythmus haben als seine Geschwister.

Empfehlungen für „Durchschnittskinder" können immer nur als Richtschnur dienen. Vertrauen Sie darum vor allem Ihrem Instinkt, und orientieren Sie Ihre Handlungen an den Bedürfnissen Ihres Kindes.

Sicher werden Sie seine Signale richtig zu deuten lernen und bald zu einer Expertin bzw. einem Experten in nonverbaler Kommunikation heranreifen.

Möglicherweise treten in der Praxis Fragen auf, die durch dieses Buch nicht geklärt werden können, oder Sie möchten sich gerne persönlich rückversichern, wenn Sie Ihrem Gefühl folgend etwas anderes ausprobieren wollen.

Dann bin ich an unserem Hotlinetelefon unter der kostenpflichtigen Rufnummer (0900) 34 01 01 (aus Österreich) Montag bis Freitag zwischen 9.30 und 16.00 Uhr persönlich für Sie erreichbar.

Gerne können Sie auch einen Beratungstermin mit mir vereinbaren und zu einem persönlichen Gespräch bei uns vorbeikommen.

Anfragen aus dem Ausland beantworten wir gerne via E-Mail oder Festnetz gegen Vorauskasse.

Nähere Informationen erhalten Sie diesbezüglich auf unserer Webpage unter www.kinderkost.com oder in unserem Büro unter der Telefonnummer: (+43 1) 504 28 29-1.

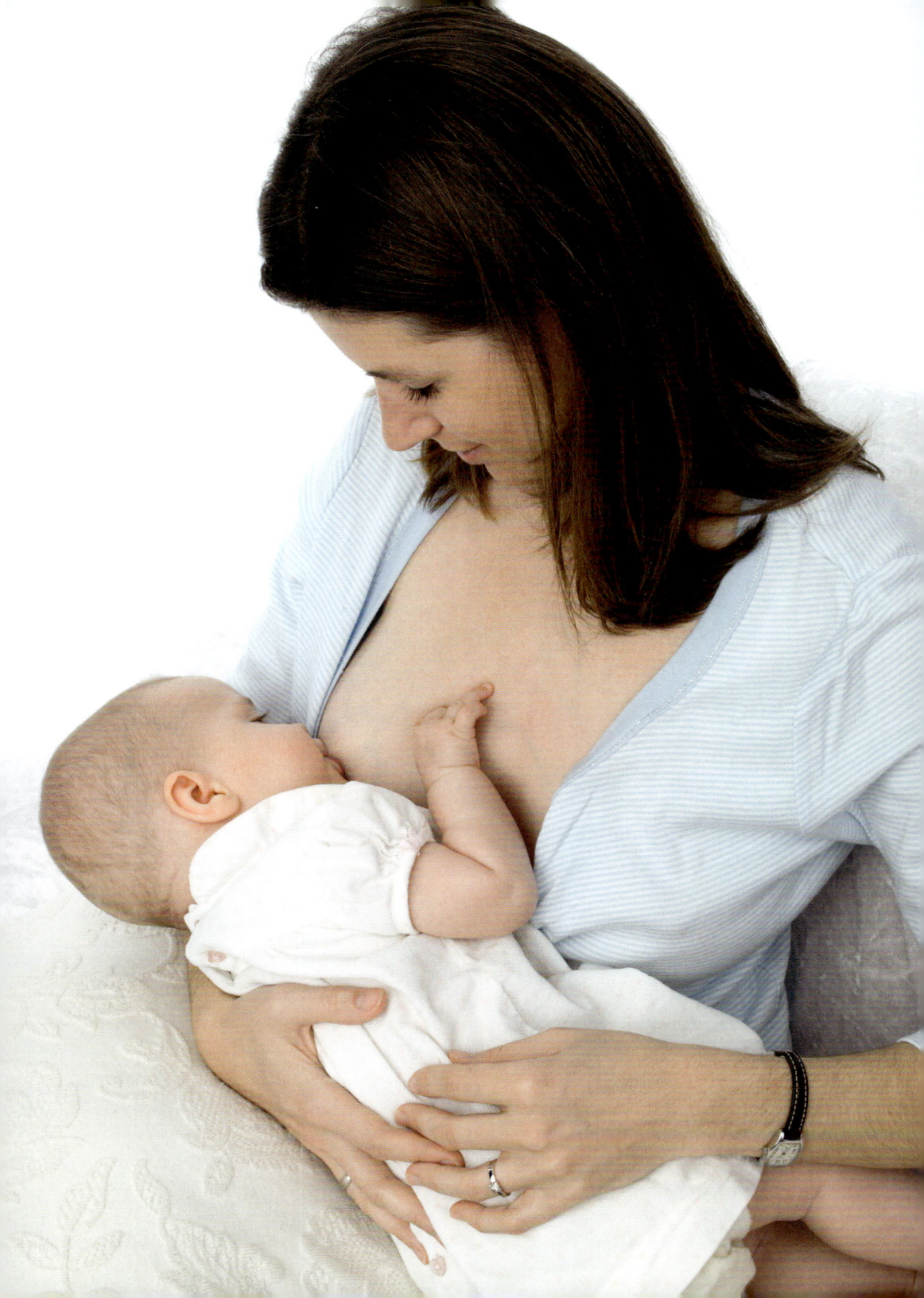

STILLEN – DER BESTE BEGINN!

Stillen war einige Zeit nicht sehr populär. Man glaubte, mit der industriellen Säuglingsnahrung einen phänomenalen Ersatz für Muttermilch gefunden zu haben.

Noch immer gibt es – zum Glück nur mehr sehr selten – die Ansicht, ein Kind könne von Muttermilch alleine nicht satt werden. Solche Aussprüche entpuppen sich häufig als „Stillhürde". Wenn wir unsere Mütter fragen, ob wir gestillt wurden, werden die meisten von uns hören, dass wir nicht gestillt werden konnten. Aber nur etwa 2 % aller Frauen können aus medizinischen Gründen nicht stillen.

*Mit der Unterstützung Ihrer **Hebamme** oder einer **Stillberaterin** können viele ☞ Stillprobleme vermieden, gemildert oder beseitigt werden. Manchmal kann ☞ Abpumpen der Muttermilch als Übergangslösung dienen. Informieren Sie sich schon während der Schwangerschaft über das Stillen, um die für Sie und Ihr Kind richtige Entscheidung treffen zu können.*

Denn diese Entscheidung liegt ganz alleine bei Ihnen! Schmerzen beim Stillen, eine Schwangerschaftspsychose oder der Druck Ihrer Lebensbedingungen könnten es notwendig erscheinen lassen, schon vorzeitig abzustillen.

Nur Sie selbst können Ihre eigenen Gefühle und Ihre speziellen Lebensumstände gegen die unzähligen Vorteile des Stillens abwägen!
Jede zusätzliche Woche, die Sie Ihr Baby stillen, ist ein Gewinn für Ihr Kind. Wenn es Ihnen möglich ist, sollten Sie sich für langfristiges Stillen entscheiden, denn Stillen ist aus vielen Gründen die beste Möglichkeit, Ihr Baby zu ernähren!

• Für Ihr Baby sind Ihre Nähe, Ihr Geruch, das Spüren Ihres Herzschlages und der Hautkontakt besonders wichtig. Beim Stillen werden diese Bedürfnisse gleichzeitig mit der Nahrungsaufnahme erfüllt.

• Durch das Saugen an der Brust wird unter anderem die Kieferform des Kindes geprägt und die Sprachentwicklung verbessert.

• Gestillte Kinder erkranken seltener an Infektionen des Magen-Darm-Traktes, der Luftwege und des Mittelohres, der Harnwege und der Hirnhäute.

• Studien weisen darauf hin, dass Stillen die Intelligenz des Kindes, vor allem die verbalen Fähigkeiten, positiv beeinflusst und dass gestillte Kinder weniger häufig an SIDS (dem plötzlichen Kindstod) sterben.

• Gestillte Kinder haben wahrscheinlich ein geringeres Risiko in den ersten Lebensjahren Allergien oder im Erwachsenenalter starkes Übergewicht zu bekommen.

Diese Vorteile sind natürlich keine Garantie dafür, dass Ihr gestilltes Kind überhaupt nie krank wird. Jedoch zeigen sie, dass Stillen einfach das Beste für Ihr Kind ist.

Auch Sie, als Mutter, profitieren durch das Stillen. Ihr Körper regeneriert sich rascher, und die während der Schwangerschaft als Fettpolster gespeicherte Energie nährt das Kind. Eine lange Stillzeit schützt Sie außerdem vor Brustkrebs und Osteoporose (Knochenbrüchigkeit).

Alle Vorteile des Stillens aufzulisten würde den Rahmen dieses Buches bei Weitem sprengen (☞ weiterführende Literatur), aber sie sprechen für sich.

Die WHO (Weltgesundheitsorganisation) rät, zumindest 6 Monate voll zu stillen, die Muttermilch anschließend bis zum Ende des 1. Lebensjahres mit Beikost zu ergänzen und bis zum 2. Geburtstag sowie darüber hinaus zu stillen, sofern Mutter und Kind es wollen. Dies ist optimal für Ihr Kind und bringt viele Vorteile.

Erscheint Ihnen dieser Zeitraum für Sie selber zu lang, so versuchen Sie, zumindest die ersten 4 bis 6 Monate voll und anschließend 4 bis 6 Monate mit Beikost ergänzt zu stillen. Denn in den ersten Monaten ist der Darm des Kindes noch unausgereift und Ihr Kind profitiert von jeder zusätzlichen Stillwoche.

Muttermilch ist maßgeschneidert für Ihr Kind!

Mit der Geburt „entlässt' die Mutter ihr Kind, doch ihr eigener Körper sorgt weiterhin optimal für das neue Leben. In den ersten sechs Monaten, und manchmal auch darüber hinaus, stellt Muttermilch allein alle lebensnotwendigen Nährstoffe für den Stoffwechsel und das Wachstum des Säuglings zur Verfügung.

Sie wird individuell nach dem Bedarf Ihres Kindes gebildet und bietet Ihnen daher die größte Sicherheit, dass Ihr Kind zum jeweiligen Zeitpunkt genau das bekommt, was es auch braucht. Wenn Wachstumsschübe (ca. 2. bis 3. Woche, 6. bis 8. Woche, 12. bis 14. Woche) mehr Energie fordern, Ihr Kind hungriger erscheint und öfter (abends) gestillt werden möchte, passen sich der Energiegehalt und die Menge an Muttermilch innerhalb kurzer Zeit der erhöhten Nachfrage an.

Muttermilch ist also kein gleichbleibendes „Produkt", sondern ändert die Zusammensetzung laufend, ja sogar innerhalb einer Mahlzeit. Am Beginn der Stillmahlzeit löscht das Kind erst seinen Durst, und die Muttermilch ist dünnflüssiger. Danach stillt die fettreichere Hintermilch den Hunger Ihres Kindes.

> *Selbst bei großer Hitze ist daher in den ersten 6 Monaten und darüber hinaus die **zusätzliche Gabe von Flüssigkeit** (☞ Tee, ☞ Saft) nicht nötig, wenn nach Bedarf gestillt wird und auch die Mutter selbst ausreichend trinkt. Einzige Ausnahme bilden eventuell spezielle Kräutertees, die vom Arzt aus medizinischen Gründen verordnet werden.*

Muttermilch ändert auch laufend ihren Geschmack, weil Aromastoffe aus der Nahrung der Mutter in unterschiedlichem Tempo nach den Mahlzeiten nachweisbar sind.

So geht zum Beispiel das Aroma von Bananen schnell, aber nur für kurze Zeit in die Muttermilch über, während Kümmel von Ihrem Baby noch nach etwa 2 Stunden herausgeschmeckt werden kann und Pfefferminzbestandteile 6 Stunden nachweisbar bleiben.

Vorbereitung und Stillbeginn

Ihre Brust und die Brustwarzen bereiten sich selber auf das Stillen vor. Im Warzenhofbereich sondern kleine Drüsen (Montgomery'sche Drüsen) eine fetthaltige Flüssigkeit ab, um die Haut geschmeidig zu halten. Natürliche Reibung an den Kleidern, Waschen ohne Seife (denn diese trocknet die Haut aus), kurzes Sonnenbaden und Pflege mit einem hautfreundlichen Öl machen das Gewebe ebenfalls elastisch.

> *Vermeiden Sie vor und während der Stillzeit parfümierte Pflegecremen und Duschgels, denn manche der darin enthaltenen **Duftstoffe** (speziell Moschusverbindungen) gelangen durch die Haut unerwünschterweise in die Muttermilch.*

Schon während der Schwangerschaft und in den ersten Tagen nach der Geburt wird in der Brust der Mutter die sogenannte *Vormilch (das Kolostrum)* gebildet. Diese gelbliche Vormilch ist reich an Mineralstoffen und Vitaminen. Sie enthält viel Eiweiß – vor allem viele Abwehrstoffe gegen Krankheiten. Deshalb wird sie auch die *„1. Schutzimpfung des Säuglings"* genannt.

Aufgrund ihrer speziellen Zusammensetzung ist die Vormilch für jedes Kind von besonderer Wichtigkeit. Deshalb sollten auch Frauen, die sich gegen das Stillen entschieden haben, ihrem Kind zumindest die Vormilch gönnen (☞ Abpumpen).

Muttermilch unterstützt das Kind bei der Abwehr von Krankheiten. Wenn die hygienischen Bedingungen der Umwelt zu wünschen übrig lassen (z. B. im Urlaub) oder das Kind krank ist, soll möglichst gestillt werden. Derart sensible Phasen sind zum ☞ Abstillen ungeeignet!

Der Aufenthalt in der Geburtsklinik ist meist zu kurz, um die Mütter ausreichend über das Stillen zu informieren. Zu Hause treten dann oft ☞ Stillprobleme auf, die – zum Nachteil des Kindes – zu vorzeitigem Abstillen führen können. Informieren Sie sich daher rechtzeitig, am besten schon im ersten Drittel der Schwangerschaft! Besuchen Sie beispielsweise eine von einer Hebamme oder Stillberaterin geleitete Stillgruppe. Wenden Sie sich auch bei schwierigen Startbedingungen (Kaiserschnitt, ☞ Frühgeburt) an eine Hebamme oder Stillberaterin.

Das Neugeborene wird möglichst in der ersten halben Stunde nach der Geburt (spätestens nach 2 Stunden) angelegt, da in dieser Zeit der Saugreflex am größten ist und so die Muttermilchproduktion und das Einschießen der Muttermilch angeregt werden.

Die Milch schießt etwa 5 Tage oder, z. B. bei Kaiserschnitt, noch später nach der Geburt ein. Ein geringer Gewichtsverlust des Kindes ist daher normal. Sinkt das Gewicht mehr als 7 % unter das Geburtsgewicht, dann soll von einer Hebamme oder Stillberaterin der Stillvorgang nochmals überprüft werden. Verliert ein Kind über 10 % des Geburtsgewichtes wird der Arzt die Zufütterung von Frauenmilch oder Säuglingsmilchnahrung veranlassen.

Immer wieder wird auch heute noch vom Krankenhauspersonal vorzeitig zugefüttert, ohne dass es medizinisch notwendig wäre. Oftmals, weil von Seiten der Mütter die Illusion vorherrscht, Stillen würde von Anbeginn an immer reibungslos funktionieren. Es ist jedoch eine Sache, die Mutter und Kind erst lernen müssen. Und vereinzelt versucht das Krankenhauspersonal die Mutter zu schonen, statt zu ermutigen und beim Stillbeginn zu unterstützen. Unnötiges ☞ Zufüttern nach der Geburt wirkt nicht nur dem Stillen entgegen, es kann auch Allergien Vorschub leisten. Speziell bei erhöhtem ☞ Allergierisiko des Kindes sollten Sie sich erkundigen, ob und was im Krankenhaus zugefüttert wird!

„Rooming-in", wenn Mutter und Kind nach der Geburt „Tag und Nacht in einem Zimmer wohnen", ist ein wünschenswerter, stillfördernder Faktor. Viele Geburtskliniken haben „Rooming-in" bereits längst verwirklicht.

In den ersten Lebenstagen sollten Sie Ihr Kind häufig anlegen, damit die Muttermilchbildung weiter angeregt wird. Meistens wird am 1. Tag ca. 4-mal, dann ca. 8- bis 12-mal in 24 Stunden gestillt (☞ Stillhäufigkeit).

Ihr Kind darf immer trinken, so viel es will. Im Durchschnitt dauert eine Stillmahlzeit in den ersten Wochen zwischen 15 und 30 Minuten, sie kann aber auch bedeutend länger oder vereinzelt auch kürzer sein. Das Baby ist danach für einige Minuten bis zu wenigen Stunden gesättigt. Der Abstand zwischen den Mahlzeiten pendelt sich nach einigen Monaten meist zwischen 2 und 3 Stunden ein. Auch hier gibt es aber große Variationsbreiten, weil Bedarf und Bedürfnis des Kindes stark schwanken. Manche Kinder wollen abends mehrere kleine Mahlzeiten hintereinander und schlafen danach länger. Fixe „Zeitpläne" für Stillmahlzeiten sind nicht zielführend, jedes Kind hat seinen eigenen Rhythmus.

Achten Sie beim Anlegen darauf, dass das Kind die gesamte Brustwarze und einen Großteil des Warzenvorhofes im Mund hat und die Lippen ausgestülpt sind (☞ Bild Seite 39). Holen Sie das Kind in der richtigen Position (Liege-, Wiege- oder Rückenhaltung) zu sich heran, statt sich zum Kind zu wenden. Im Wiegegriff liegt Ihr Baby richtig, wenn Ohr, Schulter und Hüfte des Kindes eine Linie bilden.

Lassen Sie sich das richtige Anlegen ausreichend zeigen. Gutes Anlegen ist ein effektiver Schutz vor vielen Stillproblemen.

Stillen nach dem Bedarf Ihres Kindes (☞ Hungerzeichen) ist der beste Schutz vor Übergewicht im späteren Alter. So fand man, dass ca. 6-jährige Kinder abhängig von der Stilldauer ein um bis zu 25 % niedrigeres Risiko für Übergewicht hatten. Dabei spielt auch die Regulation durch die Vorder- und Hintermilch und die geringere Bildung an Fettzellen eine Rolle.

Wenn Ihr Kind an der Brust einschläft und die Brustwarze nicht von alleine loslässt, nehmen Sie das Kind sanft von der Brust, indem Sie Ihren kleinen Finger in seinen Mundwinkel legen. So kann der Unterdruck, der durch das Saugen entsteht, aufgehoben werden, und Ihre Brustwarze wird geschont.

Bei immer schläfrigen Kindern ist es gut, wenn eine Fachkraft überprüft, ob Ihr Kind genug Muttermilch aufnimmt um gut gedeihen zu können.

Lassen Sie möglichst an einer Brust zu Ende trinken, damit der Säugling nach dem ersten Durstlöschen (nach ca. 10 bis 15 Minuten) an die fettreichere Hintermilch gelangen und seinen Hunger stillen kann. Wird an beiden Brüsten immer nur kurz angelegt, kann das Kind kaum satt werden!

Nach der ersten Brust kann nochmals zum Durstlöschen und zur Sättigung an der zweiten Seite angelegt werden. Bei der nächsten Mahlzeit gilt es, mit dieser volleren Seite zu beginnen.

Falls Sie Schwierigkeiten haben, sich die „aktuelle" Seite zu merken oder zu erfühlen, empfiehlt es sich, den jeweiligen Träger des Büstenhalters zu kennzeichnen.

Dazu haben sich in der Praxis auch Bänder oder Büroklammern bewährt. Während des Stillens sollten Sie es ruhig und gemütlich haben. Sie und Ihr Kind sollen durch (Still)kissen bequem in Stillposition gestützt werden. Sie können nachts auch seitlich liegen oder anfangs auf dem Rücken. Das Kind liegt dabei auf Ihrem Bauch. Eine Stoffwindel sollte in greifbarer Nähe sein. Versorgen Sie sich selber mit einem Getränk während des Stillens.

Schalten Sie Ihr Handy aus, um ungestört zu sein! Auch allzu gut gemeinte Besuche von Freunden und Verwandten während der ersten Stillphasen können hinderlich sein. Die Stillmahlzeit ist eine Zeit, die Ihnen und Ihrem Kind gehört. Genießen Sie diese wunderbaren Momente der innigen Verbindung mit Ihrem Kind!

Stillfördernd wirkt:
- *sich rechtzeitig über das Stillen zu informieren*
- *Ruhe vor und nach der Geburt*
- *Anlegen in der ersten Stunde nach der Geburt*
- *unnötiges Zufüttern vermeiden*
- *„Rooming-in"*
- *häufiges Anlegen*
- *viel Hautkontakt*
- *auf den eigenen Körper und seine Instinkte zu achten*
- *ausreichend zu trinken*
- *ausreichend ☞ Vitamin B und Calcium (Milchprodukte)*

Übergangsmilch und reife Frauenmilch

Innerhalb der ersten 3 Wochen ändert sich die Zusammensetzung der Muttermilch grundlegend. Man spricht von der Übergangsmilch, der sogenannten „transitorischen" Milch.

Erst nach der 3. Stillwoche werden durchschnittlich etwa 600 bis 800 ml Muttermilch pro Tag gebildet, und es zeigt sich die typische Zusammensetzung reifer Frauenmilch.

Muttermilch – ein „unnachahmlicher Cocktail"

Muttermilch ist in ihrer Zusammensetzung ein „Wunder der Natur". Sie enthält als energielieferndes Kohlenhydrat fast ausschließlich Milchzucker, den das Baby hervorragend verdauen kann. Darüber hinaus sind in geringen Mengen Mehrfachzucker (Oligosaccharide) enthalten, die die Entwicklung der Verdauung fördern und das Immunsystem unterstützen.

Im Vergleich zu anderen Milchsorten ist in der reifen Muttermilch nur wenig Eiweiß enthalten. Zu viel davon wäre für Ihren Säugling auch ungünstig, weil seine Nieren dadurch überlastet wären und Übergewicht Vorschub geleistet werden könnte. Frauenmilcheiweiß ist zudem einzigartig aufgebaut und mit keiner anderen Milchsorte vergleichbar (☞ Tabelle Seite 52). Es besteht zu ca. 60 bis 80 % aus Molkeneiweiß, der Rest ist Casein.

Der Fettanteil der Muttermilch versorgt das Kind mit etwa 50 % der notwendigen Energie. Das Fett der Muttermilch ist speziell zusammengesetzt und weist einen hohen Gehalt an ungesättigten Fettsäuren auf – vorausgesetzt, die Mutter bevorzugt pflanzliches Fett (☞ Öl und ☞ Nüsse) und isst 1- bis 2-mal pro Woche ☞ Fisch. Diese Fettsäuren braucht der kindliche Körper während des Wachstums als Baustein für die Reifung des Gehirns und um Zellwände und Hormone aufzubauen.

Zusätzlich liefert Muttermilch – anders als industrielle Ersatznahrung – eine Substanz (Lipase), die dem Säugling hilft, Fett zu verdauen. Muttermilch bietet also fettreiche Nahrung und Fett-Verdauungshilfe im Doppelpack! Mineralstoffe (Calcium, Eisen, etc.) werden aus der Muttermilch besonders leicht aufgenommen. Deshalb reichen kleine Mengen und der Stoffwechsel des Säuglings wird geschont.
Mit der Muttermilch erhält das Kind Abwehrstoffe, die sein Immunsystem ganz individuell unterstützen, noch ehe der Säugling eigene Abwehrstoffe gebildet hat.
Etwa 4000 lebende Zellen und mehr als 200 Inhaltsstoffe pro Tropfen sorgen für die Abwehrkraft und optimale Entwicklung Ihres Kindes.

Die große Menge an Milchzucker in der Muttermilch bietet einen weiteren Schutzfaktor. Sie wird vom Kind nicht zur Gänze aufgenommen, ein Teil ge-

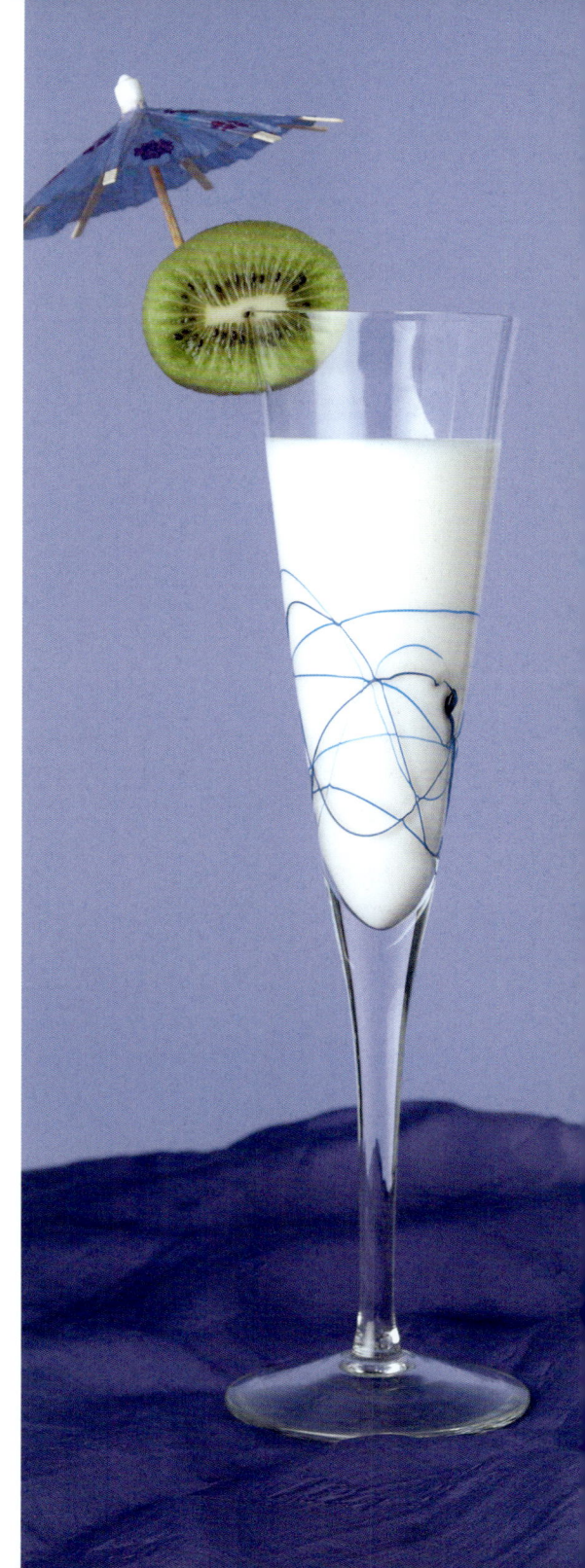

langt in den unteren Darmabschnitt und füttert dort die kleinen „guten" Darmbakterien (unter anderem die Bifidusbakterien). Diese schützen den zarten Darm Ihres Kindes vor den „bösen" Gegenspielern, den Krankheitserregern.

An die einzigartige Oberfläche der Fetttröpfchen der Muttermilch können sich auch krankmachende Keime anheften und so abgefangen werden, statt an der Darmschleimhaut Schaden anzurichten. Diese Abwehrfunktion fehlt in auf Kuhmilch basierender Säuglingsmilchnahrung.
Muttermilch enthält außerdem eine Reihe von Substanzen, die für das Wachstum förderlich sind, z. B. das für das Nervensystem und den Wachstumsprozess wichtige Taurin oder das im Energiestoffwechsel bedeutende Carnitin. Beide können vom Säugling noch nicht ausreichend selber aufgebaut werden. Auch Laktoferrin, das die Aufnahme von Eisen aus der Muttermilch verbessert, gehört dazu.

Darüber hinaus führt die Ernährung mit Muttermilch zu einer speziellen Programmierung des Stoffwechsels des Kindes. Sie erhöht nachweislich die Stresstoleranz im späteren Leben, führt zu mehr Zuversicht, wenn nach Bedarf gestillt wird, und programmiert das Hunger- und Sättigungsempfinden. Sie beeinflusst die Gene, fördert die Darmflora und schützt vor Übergewicht und bestimmten Erkrankungen im späteren Leben.

Muttermilch ist ...
... für den Darm des Babys am besten verdaulich.
... maßgeschneidert für Ihr Kind.
... der beste Schutz vor Allergien und Infektionen.
... kostengünstig, erspart pro Monat ca. € 50 – 80 (CHF 73 – 115).
... hygienisch und umweltschonend verpackt.
... frisch, körperwarm temperiert, ohne Aufwand immer dabei.

Pluspunkte für die Stillende

Gerade in der Stillzeit zählt eine gesunde Lebensweise doppelt. Richtiges Verhalten hat positive Auswirkungen auf Sie und Ihr Kind! Dazu zählt auch eine ausgewogene Ernährung, die wir im Buch *Essen und Trinken – Kinderwunsch, Schwangerschaft und Stillzeit* (☞ weiterführende Literatur) näher beschreiben.

Pluspunkte gibt es, wenn Sie ...
... sich ausgewogen ernähren.
... einseitige Kost/Diäten meiden.
... ca. 2 Liter täglich trinken.
... scharfe Gewürze, Alkohol, Kaffee, Schwarztee meiden.
... Zigaretten und verrauchte Zimmer vermeiden.
... Medikamente nur nach Verordnung einnehmen.

Von A wie Abpumpen bis Z wie Zwiemilch

Abpumpen

Abpumpen ermöglicht, dass das Kind Muttermilch bekommt, selbst wenn es von der Mutter getrennt oder zum Trinken an der Brust zu schwach ist. Dies ist häufig bei ☞ Frühgeborenen der Fall.

Muttermilch hält sich 6 bis 8 Stunden bei bis zu 25 °C und bis zu 5 Tage gekühlt bei 4 °C frisch. Sie kann portioniert (zu je etwa 60 ml) für 3 bis 6 Monate eingefroren werden (z. B. als Vorrat bei einem Arztbesuch der Mutter oder zur Zugabe zu einem Brei). Sie können dabei die einzeln gekühlten Milchmengen eines Tages zusammensammeln und beschriftet tieffrieren. Näheres dazu finden Sie in unserem Gratis-Merkblatt, erhältlich unter: www.kinderkost.com.
Zur Aufbewahrung sollten Sie Glas- oder Polypropylenflaschen verwenden, da herkömmliche Kunststofffflaschen ☞ Bisphenol A enthalten können, das unter dem Verdacht steht, Hormonstörungen und Übergewicht hervorzurufen.

Wenn die Mutter – infolge der Einnahme von bestimmten Medikamenten oder medizinischer Untersuchungen mit Isotopen – zwischenzeitlich nicht stillen darf, erhält Abpumpen die Stillfähigkeit. Die abgepumpte Muttermilch muss dann eventuell auf Anweisung des Arztes weggeschüttet werden, aber es kann (z. B. nach der Erkrankung) weitergestillt werden, sofern das Kind nicht ☞ trinkfaul geworden ist.
Wenn Sie einmal das Gefühl haben sollten, Ihnen „fällt die Decke auf den Kopf" und Sie wollen gerne ausgehen, können Sie Muttermilch auch kurzfristig „auf Vorrat" abpumpen. Dies ermöglicht volles Weiterstillen.

In abgepumpter Muttermilch können sich (Krankheits)keime vermehren. Waschen Sie sich deshalb vor dem Abpumpen gründlich die Hände. Die abgepumpte Milch muss rasch in einem ausgekochten, verschließbaren Gefäß kühl gestellt oder tiefgefroren werden.

Achten Sie bei der Pumpe auf ein gutes Modell und machen Sie es sich beim Abpumpen möglichst bequem. Wenn Sie Ihr Kind dabei nicht betrachten können, nehmen Sie ein Foto zur Hand. Ein gleichbleibendes Schema mit einer Brustmassage vor den einzelnen Pumpphasen und erst 7, später 5 und dann 3 Min. zu pumpen hat sich bewährt. Lassen Sie sich am besten über Abpumphilfen von StillberaterInnen und Mütter- und Väterberaterinnen informieren, falls Sie abpumpen müssen oder möchten (☞ Adressverzeichnis)! Wenn Sie zu wenig abpumpen, geht die Milchmenge zurück – das kommt dem ☞ Abstillen gleich. Pumpen Sie hingegen zu viel Milch ab, kann die Milchmenge (manchmal gewollt) stark steigen, da die Brust Muttermilch nach Bedarf produziert. Bei „Überproduktion", die nicht genutzt wird, kann es zum ☞ Milchstau kommen.

Tauen Sie gefrorene Muttermilch im Wasserbad oder über Nacht im Kühlschrank auf. Abgepumpte Muttermilch soll keinesfalls in der Mikrowelle erwärmt oder auf dem Herd aufgekocht werden, weil dabei wertvolle Abwehrzellen verlorengehen.
Sie können die Milch bei Zimmertemperatur – oder nach leichter Erwärmung im Wasserbad – anbieten. Da vor allem anfangs die Gabe in der Flasche (wie die Schnullergabe) zur Saugverwirrung führen kann, weil die Technik des Trinkens eine völlig andere ist, wird die Verabreichung über Becher, Fingerfeeder etc. empfohlen.

Abstillen

Mit *Abstillen* bezeichnet man das (schrittweise) Beenden des Stillens. Normalerweise wird dann abgestillt, wenn Mutter oder Kind es wünschen. Auch wenn länger als ein Jahr gestillt wird, bietet Muttermilch einen guten Schutz vor Erkrankungen und liefert wichtige Nährstoffe.
Ab Einführung der Beikost wird monatlich, manchmal etwas schneller, eine Muttermilchmahlzeit durch eine Beikostmahlzeit ergänzt, bis am Ende des 1. Lebensjahres 5 Beikostmahlzeiten und (davon) mindestens 2 bis 3 milchhaltige Mahlzeiten übrig bleiben. Dadurch reduziert sich die Milchmenge von etwa 800 ml auf die Menge, die das Kind im 2. Lebensjahr benötigt.
Ein langsames Abstillen bzw. Ergänzen von Muttermilchmahlzeiten durch Beikost kommt einerseits dem Bedürfnis Ihres Kindes nach Stabilität entgegen, andererseits kann sich das Brustgewebe leichter der neuen Situation anpassen.

Unterstützend beim Abstillen könnte sein, wenn Sie stillfördernde Maßnahmen abbrechen (z. B. ☞ Stilltee) und in Ihrer Ernährung den Konsum an Milchprodukten kurzzeitig etwas einschränken.
Kräutertee aus Salbei wird in der Volksmedizin empfohlen. Auch Pfefferminztee wird nachgesagt, die Bildung von Muttermilch zu reduzieren. Bei manchen Frauen zeigt sogar Pfefferminz-Kaugummi eine Wirkung.

Wenn Sie vorzeitig von Muttermilch auf Flaschennahrung umsteigen wollen oder müssen, kann als Übergang die ☞ Zwiemilch-Ernährung eingesetzt werden. Dabei kann im gesamten ersten Lebensjahr zum Abstillbeginn ☞ PRE-Nahrung verwendet werden. Wichtig ist, sich beim Abstillen in Geduld zu üben. Sie sollten maximal eine Mahlzeit pro Woche ersetzen, damit es nicht zu einem ☞ Milchstau kommt. Bei allzu raschem Abstillen muss die Brust von Hand entleert werden.

Während sensibler Phasen des Kindes, also während das Kind krank ist, zahnt, laufen lernt oder sauber wird, sollte nicht abgestillt werden, um zusätzlichen Stress für das Kind zu vermeiden.

Wenn Sie Ihr Kleinkind im 2., 3. oder 4. Lebensjahr abstillen wollen, kann der erste Schritt ein vermindertes Anbieten und das „Vertrösten" auf einen etwas späteren Zeitpunkt sein. Bieten Sie stattdessen Wasser oder stark verdünnten Saft bzw. Tee an.

Wenn das Kind versteht, dass die Muttermilch zwar zur Verfügung steht, aber nicht in jeder Situation, lernt es, das Recht der Mutter auf ihren eigenen Körper zu akzeptieren. Schaffen Sie alternative Situationen der Nähe, bevor Sie das Stillen reduzieren.

Als Beispiel für die Ideenvielfalt beim Abstillen sei hier noch die Geschichte einer Leserin angeführt. Sie hat den Schmerz laut signalisiert, als ihre Tochter die Brust mit den Zähnen verletzte, woraufhin die Kleine ein Heftpflaster holte – „denn das braucht man ja, wenn es weh tut". Schnell wurde dann auch die 2. Brust zugeklebt, und das Kind akzeptierte problemlos, dass diese Nahrungsquelle ab nun nicht mehr zur Verfügung stand. Vielleicht ist dies ein Tipp für andere lang stillende Mütter, wenn Erklärungen nicht fruchten.

Noch ein Hinweis:
Auch wenn abgestillt wurde, ist es selbst nach Wochen möglich, wieder mit dem Stillen zu beginnen, man spricht von Relaktation. Auch Mütter von adoptierten Babys können eventuell ebenfalls (meist unter Zuhilfenahme des ☞ Brusternährungssets) teilstillen. Fragen dazu Sie Ihre Stillberaterin!

Allergierisiko

Die Zahl der Kinder, die an atopischen Erkrankungen (an allergischem Asthma, allergischem Heuschnupfen, allergischen Hautveränderungen bzw. Neurodermitis) leiden, nahm in den letzten 30 Jahren deutlich zu. Das Allergierisiko wird dabei von der genetischen Veranlagung und vom Umfeld, in dem die Kleinen aufwachsen, bestimmt.
Mittlerweile ist jedes 10. Kind zumindest zeitweise von einer atopischen Neurodermitis betroffen. Am häufigsten tritt diese Krankheit in den ersten 3 Lebensmonaten auf.
Die Allergiegefährdung eines Kindes ist umso größer, je mehr Familienmitglieder (Eltern bzw. Geschwister) bereits allergisch reagieren. Das bedeutet, das Kind ist einem erhöhten Risiko ausgesetzt, selber eine Allergie zu entwickeln. Ausnahme: Bei sogenannten Kontaktallergien (z. B. auf nickelhältigen Modeschmuck) gilt das Risiko

nicht als erhöht. Haben beide Eltern und ein Geschwisterchen eine Allergie, so neigen 8 von 10 Kindern dazu, allergisch zu reagieren. In diesem Fall spricht man vom „Hochallergierisiko-Kind". Durch geeignete Maßnahmen im ersten Lebensjahr (☞ Allergieprävention, Seite 153) lässt sich eine Allergie verhindern bzw. hinauszögern.

Aufstoßen

Das Aufstoßen des Kindes nach der Milchmahlzeit wird als „Bäuerchen" bezeichnet. Dazu wird das Kind aufrecht an die Schulter gehalten.
Wenn kein Aufstoßen kommt, kann bei manchen Kindern verschluckte Luft zu Bauchdrücken und ☞ Blähungen oder ☞ Spucken führen. Es gibt jedoch auch Kinder, die (z. B. nachts) nie aufstoßen.

Blähungen

In den ersten Lebensmonaten weinen manche Kinder besonders viel. Dahinter stecken häufig die sogenannten Drei-Monats-Koliken. Das Kind ist unruhig, schreit, kann nicht schlafen und zieht typischerweise die Beine an. Leider können Sie diese Beschwerden selten verhindern. Die Ursache ist meist, dass der Darm des Kindes in dieser Zeit die Darmbakterien ansiedelt und Reifungsphasen in der Entwicklung durchläuft. Solche Umstellungsphasen, die mit Verdauungsbeschwerden einhergehen, sind oft der Auslöser für das

☞ Abstillen. Gerade in solch kritischen Situationen der Entwicklung braucht das Kind jedoch all die Abwehrstoffe, die ihm die Muttermilch geben kann.

Luft, die bei zu hastigem Trinken verschluckt wurde, oder eine ☞ Muttermilchunverträglichkeit können ebenso Gründe für Blähungen sein.

Stillende Mütter sollten in ihre Ernährung Kümmel, Thymian oder Majoran einbauen. Die beruhigenden Inhaltsstoffe finden sich in der Muttermilch wieder. Lassen sich die Beschwerden nicht lindern, können dem Kind vom Arzt außerdem homöopathische Tropfen verschrieben werden.
Meist können Sie das, was Sie in der Schwangerschaft gut vertragen haben, weiterhin essen. Eine detaillierte Zusammenstellung von möglichen Auslösern für Blähungen, die jedoch nicht wissenschaftlich belegt sind, sondern auf Erfahrungswerten beruhen, finden Sie im Buch *Essen und Trinken – Kinderwunsch, Schwangerschaft und Stillzeit* (☞ weiterführende Literatur). Näheres in den Merkblättern *„Blähungen"* und *„Schreibabys"* (www.kinderkost.com).

Brustentzündung (Mastitis)

Eine Brustentzündung wird von Keimen hervorgerufen, die über die Brustwarze in die Milchgänge gelangen. Wunde Brustwarzen, Brustwarzenrhagaden oder ☞ Milchstau können die Entstehung einer Brustentzündung fördern, die meist von hohem Fieber begleitet wird. Es ist unbedingt notwendig einen Arzt zu konsultieren, vor allem, wenn sich die hohe Temperatur über 24 Stunden lang hält. Er wird bei Mastitis eine antibiotische Therapie verordnen; so gut wie immer kann weitergestillt werden. Lassen Sie sich von Ihrer Hebamme oder Ihrer Stillberaterin unterstützen. Solange das Fieber anhält, ist Bettruhe oberstes Gebot.

Weiters hilft die Behandlung mit Wärme vor den Stillmahlzeiten (z. B. Auflegen warmer Waschlappen oder warme Brustduschen). Nach den Stillmahlzeiten können Ihnen kühle Wickel mit in Tuch verpackten Kühlelementen oder gekühltem Topfen (Quark) die ersehnte Linderung verschaffen. Körperwarme Topfenwickel (von 30 Min. bis zu 2 Stunden) sorgen auch zwischendurch für Erleichterung. Sparen Sie beim Auflegen des Topfens die Brustwarze aus!

Durchschlafen

Auf Dauer zermürbt es selbst die geduldigste Mutter, alle 2 Stunden aus dem Schlaf gerissen zu werden. Es kann eine große psychische Belastung darstellen, plötzlich rund um die Uhr „auf Abruf bereit" sein zu müssen.

Vergegenwärtigen Sie sich aber, dass das Trinken für das Baby anfangs sehr anstrengend ist und dass der kleine Organismus noch nicht riesige Mengen an Nahrung auf einmal aufnehmen kann (der Magen ist erst murmel- bis tischtennisballgroß).

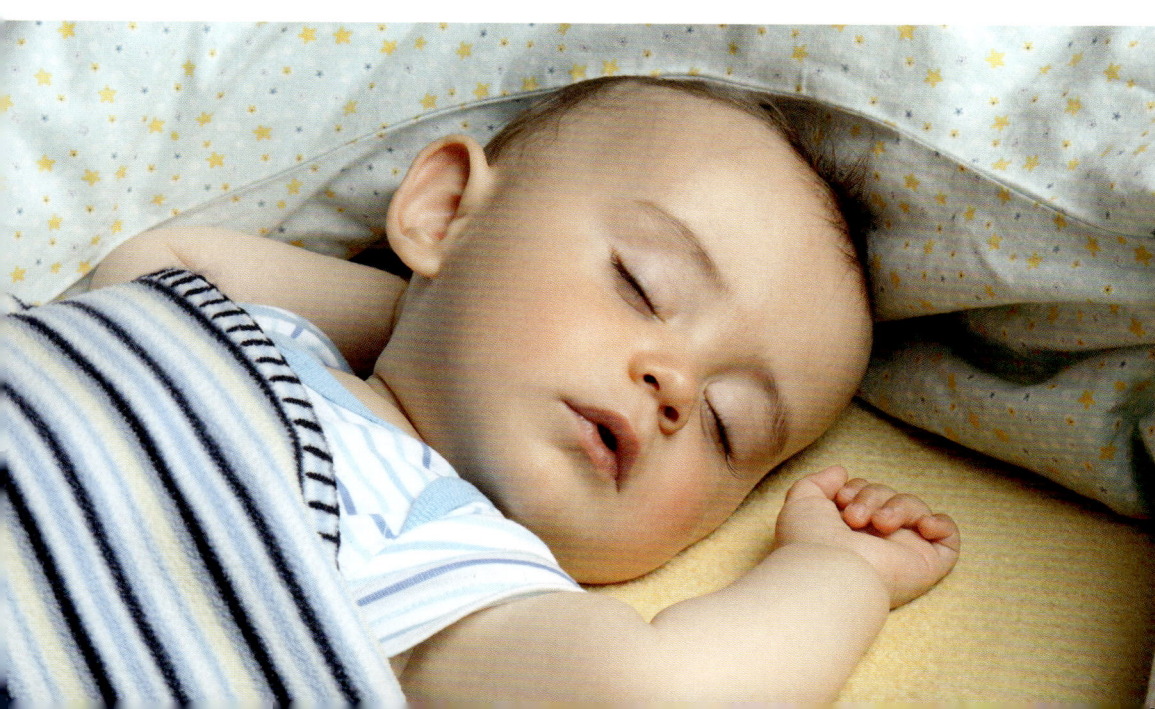

Vielen Müttern bietet es in den ersten Wochen Erleichterung, das Kind direkt neben dem oder im eigenen Bett schlafen zu lassen. Die nächtlichen Unterbrechungen werden dadurch weniger kraftraubend.

Nach einigen Wochen hat sich der Rhythmus des Kindes meist auf wenige nächtliche Mahlzeiten eingependelt. Nutzen Sie die Ruhezeiten Ihres Kindes auch tagsüber, um sich selbst zu erholen und zu schlafen!

Es ist individuell sehr verschieden und daher nicht vergleichbar, ab wann Kinder durchschlafen! Manche Kinder schlafen unruhig, träumen viel und brauchen nachts einfach Ihre beruhigende Nähe. Vielleicht sorgt das Umstellen des Kinderbettes an einen anderen Platz für Entspannung.

Manchmal wird das Durchschlafen nur wenige Wochen beibehalten, bevor das Kind sich erneut meldet. Viele Eltern hoffen dann, durch einen sättigenden ☞ Getreide-„Milch"-Brei als Abendmahlzeit oder durch ☞ Zufüttern ihre Nachtruhe wiederzugewinnen. Nicht immer ist dies von Erfolg gekrönt. Lassen Sie sich im Einzelfall von einer Expertin beraten! (☞ Adressverzeichnis)

Das ☞ Abstillen kann die Situation nachts verschlimmern, denn nun braucht auch die ☞ Zubereitung der Flaschennahrung ihre Zeit. Gewöhnen Sie Ihr Kind nicht an das Einschlafen mit der Flasche im Mund. Dies bringt später Probleme mit der ☞ Zahnpflege. Nach dem ersten Geburtstag empfiehlt es sich, nachts auf eine Flasche oder Lerntasse mit Wasser zu wechseln, wenn nicht mehr gestillt wird.

Eisen

Eisen ist ein wichtiger Mineralstoff, der zur Blutbildung gebraucht wird. Daher wird während des Wachstums viel Eisen benötigt.

Der Säugling hat ca. für die ersten 6 Lebensmonate bestens vorgesorgt und sich schon im Bauch der Mutter eine Eisenreserve angelegt. Muttermilch enthält relativ wenig Eisen, es liegt jedoch in einer Form vor, die optimal verwertet werden kann. Dadurch erhalten gestillte Säuglinge genügend Eisen, sofern die Mutter selbst ausreichend mit Eisen versorgt ist.

Im Beikostalter wird es jedoch knapp, weshalb die Milchnahrung (Muttermilch oder Flasche) bald durch eisenreiche Beikost ergänzt werden sollte (☞ Gemüse-Fleisch-Brei, Seite 132).

Eisen liegt in tierischen Lebensmitteln (Fleisch) in einer leichter aufnehmbaren Form vor als in pflanzlichen Eisenlieferanten (z. B. Spinat, Sesam, Hafer). Während ca. 25 % des Eisens aus dem Muskelfleisch aufgenommen werden, können aus Spinat nur 1,5 % aufgenommen werden. Ist jedoch in der Beikost gleichzeitig Vitamin C (☞ Fruchtsaft) und eine kleine Menge Fleisch enthalten, so erhöht sich die aufnehmbare Eisenmenge auch aus der pflanzlichen Nahrung.

Manche Eltern wollen ihr Kind gerne ☞ vegetarisch ernähren. Eine ausreichende Eisenversorgung zu gewährleisten ist jedoch nur möglich, wenn die Mahlzeiten optimal kombiniert oder ☞ „mit Eisen angereichert" sind.

Frühgeborene

Frühgeborene Kinder sind besonders empfindlich und benötigen daher dringend Muttermilch auch zum Schutz vor Erkrankungen (☞ Vorbereitung und Stillbeginn, Seite 19). Deshalb sollen „Frühchen" möglichst bald abgepumpte Muttermilch erhalten, bis sie stark genug sind, selbst die „Saugarbeit" zu leisten, und gestillt werden können. Wesentlich ist es dabei, 6- bis 8-mal pro Tag abzupumpen – insgesamt also mindestens 100 Minuten in 24 Stunden. Anfangs wird empfohlen auf Überschuss zu pumpen, damit die Milchproduktion ausreichend angekurbelt wird und der Umstieg auf das Stillen leichter fällt.

Wichtig ist jedenfalls, dass „Frühchen" als *„erste Schutzimpfung"* die Vormilch ihrer Mutter erhalten. Vor dem Milcheinschuss sind manche „Frühchen" auf die Frauenmilch aus der Frauenmilchsammelstelle angewiesen. Ist keine Frauenmilch verfügbar, muss spezielle Frühgeborenennah-

rung oder eventuell schon HA- oder PRE-Nahrung gegeben werden.

Bei frühgeborenen flaschenernährten Kindern ist ein erhöhtes Allergierisiko unbedingt zu berücksichtigen!

Bei sehr früh geborenen Kindern genügt Muttermilch alleine nicht. Noch kann das Baby nicht ausreichend verdauen. Es benötigt obendrein überdurchschnittlich hohe Mengen an Energie für das Wachstum und an Mineralstoffen für den Knochenaufbau. Deshalb wird die Muttermilch mit sogenannten Verstärkern („Fortifiern") ergänzt.

Eine Alternative (bzw. Ergänzung) ist das Füttern von abgepumpter, fettreicher Hintermilch. Der erste Teil der Milch (Vordermilch) wird hingegen tiefgefroren. Lassen Sie sich dazu beraten! Beim Umstieg auf das Stillen hilft das ☞ Brusternährungsset. Besuchen Sie möglichst eine Stillgruppe!

Leider weiß man noch viel zu wenig darüber, was Frühgeborene mit einem Geburtsgewicht unter 1000 g überhaupt aus dem Darm aufnehmen. Studien sind verständlicherweise schwer durchzuführen und dürfen das Frühgeborene nicht zusätzlich belasten.

Beachten Sie bei „Frühchen", dass Beikost erst angeboten werden soll, wenn das Kind zumindest 5 kg wiegt und

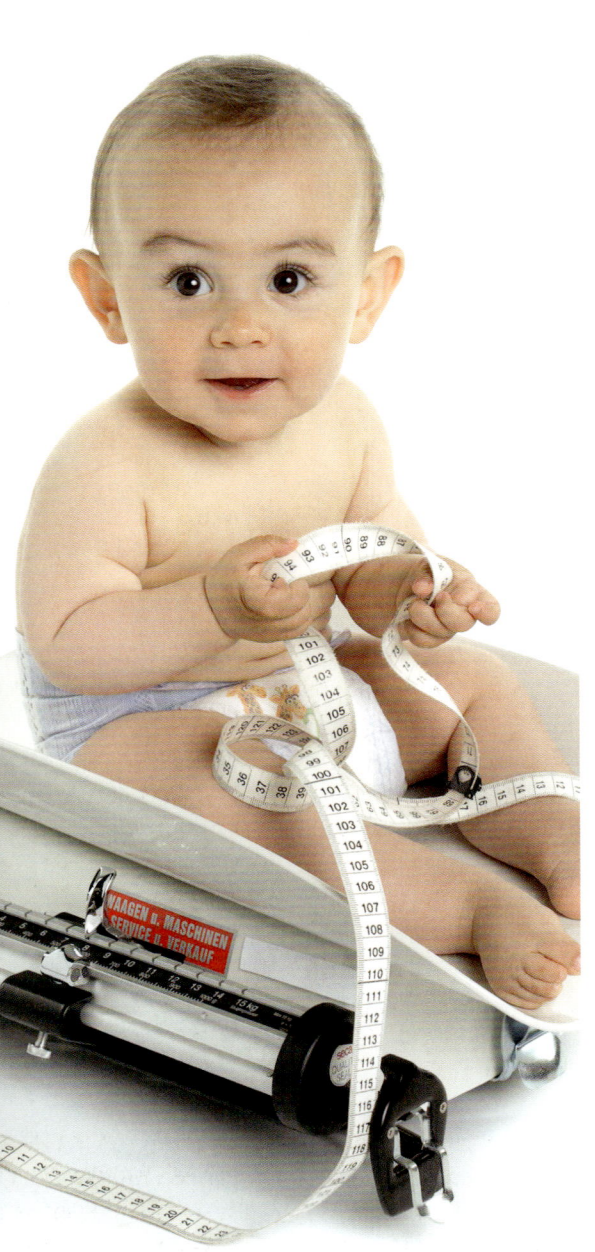

sich entsprechend entwickelt hat. Die Beginnzeiten setzen also meist später ein als beim reif geborenen Säugling. Führen Sie bei Ihrem Kind die Beikost in Stufen ein (☞ Beikostpläne)!

Gewicht und Größe

Nach der Geburt verlieren gestillte und reif geborene Babys 5 bis 7 % ihres Geburtsgewichtes ohne Schaden zu nehmen. Dabei wird eingelagertes Wasser aus dem Zwischenzellraum nachhaltig ausgeschieden. ☞ Zufüttern kann dies nicht verhindern, sondern verzögern. Nach spätestens 2 Wochen sollten Babys das Ausgangsgewicht jedoch wieder erreicht haben.

Faktoren wie Geburtsgewicht, Aktivität und familiäre Veranlagungen des Kindes beeinflussen das Wachstum im 1. Lebensjahr.
Gestillte Kinder haben in den ersten Monaten in der Regel eine höhere Gewichtszunahme als Flaschengefütterte, ohne dass Überernährung besteht. Sie nehmen in den ersten Monaten im Durchschnitt 120 bis 150 g pro Woche zu und verdoppeln ihr Geburtsgewicht im Laufe eines halben Jahres.
Zwischen dem 6. und 12. Lebensmonat ist die Zunahme dafür langsamer – und sie wiegen mit einem Jahr etwa 500 g weniger als nicht gestillte Kinder. Dabei haben sie mit Ende des ersten Lebensjahres ihr Geburtsgewicht verdreifacht und am Ende des 2. Lebensjahres vervierfacht.

Das Längenwachstum kann ebenfalls mit der Ernährung zusammenhängen. Experten der WHO haben mittlerweile neue Wachstumskurven erarbeitet, die diese Erkenntnisse berücksichtigen. (Näheres unter ☞ www.who.int/childgrowth/standards/weight_for_age/en/index.html)

Abweichungen von den Durchschnittswerten können ganz normal sein, wenn das Kind sonst wohlauf ist. Die Gewichtskontrolle beim Kinderarzt reicht in der Regel aus, um abzuklären, ob Größe und Gewicht altersentsprechend sind.

Neuere Studien des Forschungsinstitutes für Kinderernährung in Dortmund zeigen, dass vor allem Buben übergewichtiger Mütter im späteren Alter gewichtsmäßig profitieren, wenn sie gestillt wurden. Auch andere Studien zeigen selteneres Auftreten vor allem von schwerem Übergewicht, wenn 4 bis 6 Monate gestillt wird. Stillen trägt auch dazu bei, dass die Mutter das vorgeburtliche Gewicht wiedererlangt. Es schützt somit Mutter und Kind vor Übergewicht.

> *Ein auffällig schneller Gewichtsverlust kann bei Säuglingen lebensbedrohlich sein.*
> *Wenn Säuglinge sichtlich Gewicht verlieren oder längere Zeit kein Gewicht zunehmen (z. B. infolge von ☞ Durchfall), ist unbedingt rasch der Kinderarzt aufzusuchen!*

Hungerzeichen

Sobald es Hunger verspürt, zeigt Ihr Baby das durch bestimmte Zeichen an. Meist gibt es erst dann lauthals Bescheid, dass etwas Essentielles fehlt, wenn diese Zeichen eine längere oder kürzere Zeit nicht beachtet wurden. Achten Sie daher auf Folgendes:

> *Hungerzeichen:*
> - *erhöhte Wachheit & Aktivität*
> - *schnelle Augenbewegung*
> - *suchendes Hin- und Herdrehen des Kopfes*
> - *suchende Bewegungen des Mundes*
> - *leises Seufzen und Schmatzen*
> - *Saugen an der eigenen Hand*

Wenn niemand auf diese Zeichen reagiert und der Hunger unstillbar erscheint, fangen Babys an zu weinen und lautstark nach Nahrung zu verlangen. Unruhe und Weinen sind späte Hungerzeichen. Dann ist es bereits schwieriger, das aufgebrachte Kind anzulegen. Wenn es richtig angelegt ist und effektiv saugen kann, kann das Kind seinen Hunger problemlos stillen. Dabei sitzt die Mutter entspannt und das Kind ist gut abgestützt durch Polster oder Stillkissen. Kopf und Rumpf des Kindes bilden eine Linie (keine Halsverdrehungen). Das Kinn des Kindes berührt die Brust der Mutter und seine Nase ist beim Anlegen auf der

Höhe der Brustwarze (☞ Bild Seite 16). Beim Anlegen ist der Mund des Kindes weit geöffnet, sodass beim Saugen Ober- und Unterlippe ausgestülpt sind. Die Wangen sind dabei nicht eingezogen. Sie können langsame, aber tiefe Trinkzüge mit Pausen wahrnehmen, bei denen das Schlucken zu sehen bzw. zu hören ist.

Während der Mahlzeit wird die Brust weich und aus der anderen Brust tropft Milch. Hände und Arme des Babys entspannen sich und nach Beendigung der Stillmahlzeit lässt das Kind die Brust meist von selbst los. So können Sie sicher sein, dass Ihr Baby seinen Hunger gestillt hat.

Jod

Der Bedarf an Jod ist während der Schwangerschaft und Stillzeit erhöht. Jod ist Bestandteil der Schilddrüsenhormone, ein Mangel führt zur Schilddrüsenvergrößerung, dem sogenannten Kropf. Während die Schweiz und Österreich dank eines konsequenten Jodsalzprogrammes besser mit Jod versorgt sind, ist Deutschland ein Jodmangelgebiet. Dort sollen Schwangere und Stillende Jodtabletten (200 µg proTag) zu sich nehmen, da das Baby sonst nicht genug Jod erhält.

Milcheinschuss

Der Beginn der Milchbildung nach der Geburt ist – abgesehen von der Vormilch – mit dem initialen Milcheinschuss nach ca. 2 bis 10 Tagen verbunden. Das Brustdrüsengewebe schwillt an und die Venen unter der Haut werden deutlich sichtbar. Das auftretende Spannungs- oder Druckgefühl kann schmerzhaft sein.

Anfangs kann das Kind Schwierigkeiten haben, Brustwarze und Warzenvorhof zu erfassen, weil die Brustwarze durch die Spannung und Schwellung flach ausgezogen ist.

Wenn das Baby früh, uneingeschränkt und häufig trinken darf, verläuft der Milcheinschuss relativ unproblematisch. Auch Kühlen hilft. Lassen Sie sich bei starkem Milcheinschuss von einer Hebamme oder Stillberaterin helfen!

Milchmenge

Ab der 3. Stillwoche werden im Schnitt 600 bis 800 ml Muttermilch pro Tag gebildet. Häufiges Anlegen erhöht die Muttermilchbildung: Legen Sie das Kind anfangs immer an beiden Brüsten an, damit die Milchbildung angeregt wird.

Lassen Sie später eine Brust fertig trinken, bevor der Säugling an der zweiten Seite angelegt wird! Die Dauer der Stillmahlzeit ist individuell verschieden. Stillen Sie nach Bedarf!

Viele Frauen befürchten, dass das Kind von der dünnflüssigen Muttermilch alleine nicht satt würde oder dass sie zu wenig Milch hätten. Obwohl weltweit

Milliarden an voll gestillten Kindern „groß und stark" werden, ist die Ansicht, schon bald zufüttern zu müssen, weit verbreitet. Viele Eltern wissen auch nicht, dass es ganz normal ist, dass Babys manchmal wieder häufiger gestillt werden wollen. Sie glauben dann an einen Milchmangel.

Muttermilch ist jedoch „maßgeschneidert" und reicht in den ersten 6 Lebensmonaten normalerweise aus, damit Hunger und Durst Ihres Kindes gestillt werden.
Ist die Windel 6- bis 7-mal pro Tag nass, wächst das Kind und sieht gesund aus, ist es sicherlich gut versorgt (selbst wenn es scheinbar alle Muttermilch wieder ausspuckt, ☞ Speikind). Sind Sie trotzdem unsicher, fragen Sie Ihren Arzt, Ihre Hebamme oder Stillberaterin um Rat!

Gründe für zu wenig Milch können hormonell bedingt sein (z. B. wenn bereits Fruchtbarkeitsprobleme vorlagen). Auch eine Über- oder Unterfunktion der Schilddrüsen (die auch plötzlich nach der Geburt auftreten kann) hat Einfluss auf die Milchmenge.
Europäische Frauen mit einem BMI (Body Mass Index) von > 36, also deutlichem Übergewicht, haben häufiger zu wenig Milch und evtl. Stillprobleme.

Verletzungen der Brust oder der Brustwarze (z. B. Piercing, Brustoperationen) können ebenso dazu führen, dass bestimmte Milchgänge durch Narbengewebe verschlossen sind.

> **Um die Muttermilchproduktion anzukurbeln können Sie Folgendes tun:**
> - *häufiger anlegen*
> - *zusätzlich abpumpen*
> - *Wechselstillen: jede Seite 2-mal*

Beim Wechselstillen werden abwechselnd beide Seiten angeboten. Nach dem normalen Stillen wird an jeder Brust nochmals kurz angelegt. So lässt sich die Milchproduktion anregen.

Während manche Mütter sich wegen zu wenig Milch sorgen, kann die Freude über reichlich Milch genauso getrübt sein. Zu viel Milch sollte keinesfalls abgepumpt werden, da dies die Milchproduktion nur noch weiter anregt. Legen Sie in dem Fall pro Stillmahlzeit nur an einer Seite an und streifen Sie die Milch, welche Sie später tieffrieren können, auf der anderen Seite sanft aus, bis das Spannungsgefühl nachlässt.
Stillen Sie auf dem Rücken liegend, sodass Ihr Baby die Milch gegen die Schwerkraft saugen muss. Dadurch kann es sich bei hoher Milchproduktion nicht so leicht verschlucken. Legen Sie davor einen feuchtwarmen Waschlappen auf, um die Milch zum Fließen zu bringen. Auch das Trinken von kleinen Mengen an Salbeitee, das Verwenden von Pfefferminz-Kaugummi und kalte Umschläge können die Milchbildung reduzieren.

Milchstau

Ein Milchstau kann während der gesamten Stillzeit auftreten. Er kann sowohl durch mangelnde Entleerung der Brust als auch durch einen Verschluss von Milchgängen oder durch stark einengende Kleidung verursacht werden. Oftmals ist Stress bzw. unregelmäßiges Anlegen ein Auslöser dafür. Manchmal führen auch Phasen des Abstillens zu einer übervollen Brust.
Warmes Duschen oder Wärme vor dem Stillen, sanftes Ausstreifen der Milch und Anlegen in verschiedenen Positionen (vor allem so, dass das Kinn des Babys auf der Stauung zu liegen kommt) und Kälte nach dem Stillen führen zu einer Linderung. Sollte sich innerhalb von 24 Stunden keine Besserung einstellen, sprechen Sie bitte mit Ihrem Arzt.

Mutter-Kind-Pass, Kinder-Untersuchungsheft, Gesundheitsbüchlein

In diesem Dokument werden alle Vorsorgeuntersuchungen Ihres Kindes notiert. Nehmen Sie bitte alle Vorsorgetermine wahr.

Sie ermöglichen dadurch eine Früherkennung von Krankheiten, die die geistige und körperliche Entwicklung Ihres Kindes gefährden könnten.

„Muttermilchunverträglichkeit"

Eine Muttermilchunverträglichkeit an sich gibt es nicht, jedoch können – erblich bedingt oder infolge einer Allergie – vereinzelt Inhaltsstoffe der Muttermilch nicht vertragen werden.
Hat Ihr Kind z. B. eine Lactoseintoleranz (Milchzuckerunverträglichkeit) oder Galactosämie, kann nicht gestillt werden. Es müssen ☞ Spezialnahrungen verwendet werden, die keinen Milchzucker enthalten.

Wird bei einem Kind mit erhöhtem ☞ Allergierisiko im Krankenhaus in den ersten Lebenstagen Säuglingsmilchnahrung zugefüttert, kann das Kind auch hinsichtlich einer ☞ Kuhmilchallergie vorgeprägt werden. Es kann sein, dass dann sogar die Spuren an Kuhmilcheiweiß, die aus der Nahrung der Mutter über deren Blutkreislauf in die Muttermilch gelangen, Hautveränderungen oder massive Verdauungsprobleme, z. B. ☞ Blähungen, hervorrufen. Man vermutet, dass die Spuren an Lebensmitteleiweiß normalerweise dazu dienen, dass das Kind eine Toleranz gegenüber den Nahrungsmitteln, die auf dem Speisezettel der Eltern stehen, entwickeln kann.
Hat das gestillte Kind Allergie-Symptome, können Kuhmilchprodukte in der

Ernährung der Stillenden durch Schaf- oder Ziegenmilch oder andere calciumreiche Lebensmittel (z. B. Sesam) bzw. Supplemente ersetzt werden.

Gehen die Beschwerden ungefähr innerhalb einer Woche zurück, hat man wahrscheinlich den Auslöser gefunden. Steckt hinter massiven Allergiesymptomen beim ausschließlich gestillten Kind keine Kuhmilchallergie, können in vereinzelten Fällen andere Eiweißbausteine der Nahrung (z. B. Hühnereiweiß) die Ursache sein. Lassen Sie sich beim Austesten durch Ernährungsexpertinnen beraten.

Schadstoffe

Meldungen über Rückstände von Fremdstoffen in der Muttermilch tragen regelmäßig zur Verunsicherung von Müttern bei. Dabei handelt es sich um die verschiedensten Stoffgruppen. Die Anwendung von Arzneimitteln während des Stillens wird der Arzt nur nach Abwägung aller medizinischen Faktoren verordnen und nach Möglichkeit solche Medikamente verschreiben, die während der Stillzeit auch gegeben werden dürfen.

Durch gesundheitsbewusstes Verhalten lassen sich Genuss- bzw. Suchtmittel (Alkohol, Koffein, Nikotin) reduzieren oder vermeiden. Verbannen Sie Schimmelpilzgifte schon vor oder während der Schwangerschaft (z. B. Schimmelpilzbefall in Wohnungen beseitigen, verschimmelte Walnüsse meiden). Die Aufnahme von Schadstoffen aus

unserer Umwelt ist jedoch eine Tatsache. Seit vielen Jahren werden Frauenmilchproben auf Rückstände von Organochlorverbindungen und nun auch von synthetischen Moschusduftstoffen untersucht. Erstere gelangen durch das Nahrungsfett in unseren Körper, treten während der Stillzeit in die Muttermilch über und werden so vom Säugling aufgenommen. Letztere werden über die Haut aufgenommen.

Schadstoffe in der Muttermilch:
- *bestimmte Arzneimittel*
- *Genuss- und Suchtmittel (Nikotin, Alkohol, Koffein)*
- *Schimmelpilzgifte*
- *Organochlorverbindungen (div. Pestizide)*
- *Flammschutzmittel (Beigabe zu Kunststoffen)*
- *synthetische Moschusduftstoffe (Kosmetika, Körperpflegemittel, Waschmittel, Weichspüler)*

Viele Anwendungs- und Produktionsverbote, technische Maßnahmen zur Verminderung der Schadstoffabgabe in die Luft und ein freiwilliger Anwendungsverzicht haben den Gehalt an Organochlorverbindungen bzw. Moschusduftstoffen in der Muttermilch in den letzten 30 Jahren stark vermindert. Maßnahmen der Industrie in Sachen Reduktion von Flammschutzmitteln sind noch gefragt.

Heutzutage stellen die Gehalte der genannten Umweltschadstoffe in der Muttermilch kein akutes gesundheitliches Problem für den Säugling dar und erfordern deshalb keinerlei Einschränkungen beim Stillen.
Verzichten Sie beim Wäschewaschen auf Weichspüler und verwenden Sie nur sparsam Körperpflegemittel wie Duschgel oder Seife. Auch auf Parfums sollten Sie in der Stillzeit verzichten. Ihr Kind mag ohnehin Ihren eigenen Körpergeruch am liebsten. Lassen Sie sich, wenn möglich, während Schwangerschaft und Stillzeit keine Zahnfüllungen mit Amalgam entfernen oder erneuern. Vor allem das Herausnehmen alter Füllungen bewirkt einen kurzfristigen Anstieg von Quecksilber in der Muttermilch. Fragen Sie Ihren Zahnarzt um Rat!

Halten Sie keine Diät während der Stillzeit! Damit würden die im Körperfett gespeicherten Schadstoffe vermehrt über die Muttermilch ausgeschieden.

Schreien

Wenn Kinder schreien, können – vereinfacht zusammengefasst – verschiedene Ursachen dahinterstecken, die Sie abklären sollten:

• Die Windel ist voll. (Geruchsprobe)

• Das Kind ist wieder hungrig (auch wenn vielleicht noch nicht „Essenszeit" ist, ☞ Hungerzeichen).

• Das Baby ist müde und braucht Ruhe, Dunkelheit, eine Spazierfahrt etc.

• Es verspürt Unbehagen wegen zu lauter Musik, aufgrund der Atmosphäre (z. B. wegen eines Streits der Eltern) oder aufgrund zu vieler optischer Eindrücke. Nehmen Sie es auf und tragen Sie das Kind im Tragetuch oder der Tragehilfe und reduzieren Sie eventuell vorhandene Reize.

• Es möchte zur Beruhigung die Brust oder den Schnuller, wenn es schon daran gewöhnt ist. Bitte geben Sie diesen dem Kind nur dann, wenn das Stillen sich bereits mehrere Wochen gut eingespielt hat – und nur bei Bedarf.

Sollte das Kind lang anhaltend schreien, ohne dass Ihre Maßnahmen greifen, dann hilft Ihnen eine Schreiambulanz oder das Merkblatt „Schreibabys" (erhältlich unter www.kinderkost.com) weiter. Dort finden Sie auch ein Protokollformular zur Beobachtung von Schreizeiten.

Speikind

Einige Kinder spucken auch nach dem ☞ Bäuerchen schwallartig relativ viel Muttermilch (oder Flaschennahrung) wieder aus. Ja, es scheint manchmal sogar, als würde das Baby überhaupt keine Nahrung bei sich behalten.
„Speikind – Gedeihkind" hieß es früher im Volksmund. Und richtig, viele Kinder wachsen und gedeihen trotz häufigen Spuckens. Sollten aber ☞ Gewicht und Größe Ihres Babys zu gering sein, wenden Sie sich bitte an Ihren Kinderarzt. Der Kinderarzt muss individuell abklären, ob und welche Probleme vorliegen, und kann beim nicht gestillten Kind z. B. eine „Anti-Reflux-Nahrung" (☞ AR-Nahrung) verordnen.

Stilldauer

Jedes Kind soll etwa 6 Monate ausschließlich gestillt werden. Neueste Stillempfehlungen sprechen sich bei allen Kindern für mindestens 6 weitere Monate beikostergänzten Stillens aus. Dies dient zum Schutz vor vielen Erkrankungen.
Die WHO empfiehlt, Kinder zwei Jahre lang bzw. darüber hinaus zu stillen, da das Stillen auch für Kleinkinder noch viele Vorteile (wichtige Nährstoffe und Abwehrstoffe) bietet.
Diese Empfehlung wird von Frauen manchmal als zu lang empfunden, obwohl sie nicht nur aufgrund der Schutzwirkung die beste Wahl und in vielen Kulturen selbstverständlich ist.

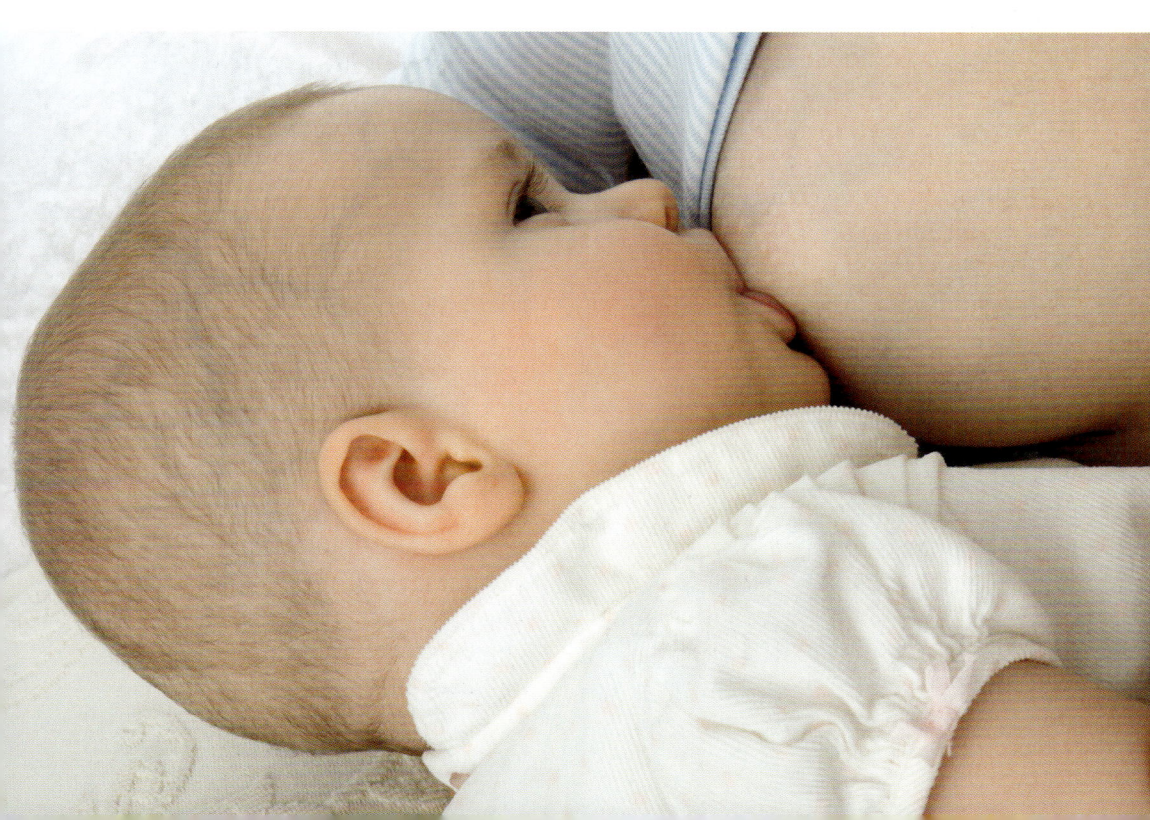

In diesem Fall sollte zumindest 4 bis 6 Monate voll gestillt und mindestens 4 bis 6 weitere Monate beikostergänzt gestillt werden.

Wenn Mütter länger stillen, sollten sie ganz besonders auf ihre eigene gesunde Ernährung achten.

Versorgen Sie sich ausreichend mit Getreide- und Milchprodukten, Gemüse und Obst, da sonst ein Mineralstoffmangel auftreten kann (siehe: *Essen und Trinken – Kinderwunsch, Schwangerschaft und Stillzeit* ☞ weiterführende Literatur).

Stillhäufigkeit

Jedes Kind hat seinen eigenen Rhythmus. Primär bestimmt daher das Hungergefühl Ihres Kindes die Anzahl der Mahlzeiten. Anfangs kann das sehr häufig sein: 8- bis 12-mal täglich gilt als Faustregel. Verlangt das Baby in den ersten Monaten häufiger als alle 2 Stunden die Brust (meist in den Abendstunden), spricht man von Clusterfeeding. Dabei „bestellt" das Kind durch häufiges Saugen die Milchmenge für den nächsten Tag.

Auch in Wachstumsschüben oder bei großer Hitze verlangt das Kind öfter nach Muttermilch, um seinen größeren Hunger bzw. Durst zu stillen.

Vereinzelt halten sich Mütter immer noch an den veralteten Ratschlag im Vier-Stunden-Rhythmus zu stillen, obwohl das Kind sich zwischen diesen starr vorgegebenen Mahlzeiten aus Hunger oder Durst weinend meldet. Das Kind einfach schreien zu lassen, ist für viele Mütter – zum Glück – instinktiv nicht umsetzbar. Für das Baby wäre dies auch überhaupt nicht verständlich.

*Fälschlicherweise wird Müttern noch immer vereinzelt empfohlen, exakt nach einem Zeitplan im Vier-Stunden-Rhythmus zu stillen. Das ist Unsinn, denn **das Bedürfnis Ihres Kindes lässt sich nicht mit der Uhr bestimmen!***

Wenn Ihr Kind lautstark ausdrückt, dass etwas Wesentliches nicht stimmt (nicht nur bei Hunger oder Durst), erwartet es Ihr Kommen und Ihre Nähe!

Liebe und Zuneigung können Sie Ihrem Kind nie zu viel geben! Es schöpft daraus Vertrauen und Sicherheit, die es sein Leben lang begleiten werden.

Nach kurzer Zeit werden Sie sich zu einer „Spezialistin in nonverbaler Kommunikation" entwickelt haben und die ☞ Hungerzeichen (z. B. Suchbewegungen mit dem Mund, Hand-zum-Mund-Führen etc.) richtig zu deuten wissen! Reagieren Sie, noch bevor das Kind zu schreien beginnt, denn Schreien ist meist bereits ein eindeutiges Zeichen von Frustration. Es dauert in etwa ein halbes Jahr (manchmal auch etwas länger), bis sich der Rhythmus auf 5 bis 6 Mahlzeiten pro Tag (und eventuelle Nachtmahlzeiten) einpendelt. Bleiben Sie auch im Kleinkindalter bei etwa 5 Mahlzeiten pro Tag.

3 Hauptmahlzeiten und 2 kleine Zwischenmahlzeiten sind auch für Kleinkinder, Schulkinder und Erwachsene die optimale Mahlzeitenverteilung. Konzentration und körperliche Leistungsfähigkeit werden dadurch verbessert.

Stillhindernisse

Bauchkoliken, Hautausschläge oder Durchfallerkrankungen sind in der Regel kein zwingender Grund um abzustillen. Nur bei etwa 2 % der Mütter gibt es Gründe, die ein eingeschränktes Stillen oder gar ein Abstillen erforderlich machen.

• Bei Trinkschwäche (z. B. bei ☞ Frühgeborenen), schwerer Erkältung oder einem Herzfehler des Kindes wird Ihr Arzt eventuell zum ☞ Abpumpen von Muttermilch raten, denn Stillen wäre für das Kind zu anstrengend.
Ist Abpumpen oder Stillen nicht (mehr) möglich, so soll das Kind mit industriell gefertigter Säuglingsmilchnahrung ernährt werden.

• Bei Flach- oder Hohlwarzen sollten Sie sich schon zu Beginn der Schwangerschaft nach Stillhilfen erkundigen. Lokale Hindernisse (z. B. nach innen gehende Brustwarzen) sind dank moderner Hilfsmittel und guter Stillberatung nur noch selten ein Stillhemmnis. Manchmal wird Stillen dann jedoch als umständlich oder schmerzhaft empfunden.

• Nach Brustoperationen oder bei der sogenannten „nicht gängigen Brust" können Milchgänge verschlossen sein. Dann ist oft nur Teilstillen möglich.

• Bestimmte chronische Erkrankungen der Mutter oder eine so ernste Erkrankung, dass ihre eigene Gesundung im Vordergrund steht, können Stillhindernisse sein.

• Während der Stillzeit kann es vorkommen, dass die Mutter Medikamente einnehmen muss. Manche davon gelangen in die Muttermilch und können so dem Kind schaden.
Beispielsweise sind Zytostatika (wichtige Medikamente zur Krebstherapie) für Säuglinge sehr gefährlich. Sie hemmen auch das Zellwachstum des Kindes. Daher darf während ihrer Einnahme nicht gestillt werden!

An die Mutter verabreichte Antibiotika können vereinzelt Durchfall beim gestillten Kind hervorrufen und das kindliche Immunsystem schwächen. Gelegentlich entwickeln Kinder auch eine Allergie darauf.

Bei jeder Gabe von Medikamenten während Schwangerschaft bzw. Stillzeit muss vom Arzt der Nutzen für die Mutter gegen die Nebenwirkungen beim Kind abgewogen werden! Es müssen Medikamente gewählt werden, die kaum in die Muttermilch übergehen bzw. vom Kind kaum aufgenommen werden können.

Während der Schwangerschaft und Stillzeit sollten Antibiotika nur bei unbedingter Notwendigkeit (z. B. bei ☞ Brustentzündung) genommen werden! Stillen ist aber bei richtiger Auswahl der Medikamente meist möglich.

• Bei HIV-Infektion darf hierzulande nicht gestillt werden, da Ansteckungsgefahr für das Kind besteht. Die Muttermilch kann aber pasteurisiert gegeben werden. In manchen Entwicklungsländern überwiegen die Vorteile des Stillens aber so sehr, dass das Risiko in den ersten 6 Monaten in Kauf genommen werden muss.

• In manchen Fällen wird wirklich zu wenig Milch gebildet, um das Kind längere Zeit ausreichend zu versorgen. In diesem Fall sollte nicht vergessen werden, dass jeder Tropfen Muttermilch für das Kind schon ein großer Gewinn ist. Sie sollten zumindest versuchen, die vorhandene Milch zu geben, da sie viele Abwehrstoffe enthält. Idealerwei-

se erfolgt hier eine Umstellung auf ☞ Zwiemilch-Ernährung. Mittlerweile sind auch industrielle Säuglingsmilchnahrungen gut entwickelt. Auch wenn Sie nicht stillen, können Sie durch liebevolles Halten, Augenkontakt und Zärtlichkeit Ihrem Baby das Gefühl der Geborgenheit vermitteln!

• Bestimmte Erkrankungen des Babys (Galactosämie) können der Gabe von Muttermilch und Milchnahrung entgegenstehen.

• Außerdem gibt es eventuell psychosoziale Faktoren, die Stillen erschweren oder unmöglich machen.
Diese können vielerlei Ursachen haben, z. B. Arbeiten, die schwer mit dem Stillen vereinbar sind, Überforderung, nachgeburtliche Depression, eine körperfeindliche Erziehung oder Gewalterfahrung.

Stillprobleme

Stillen braucht auch nach den ersten Anfängen immer wieder einmal Unterstützung. Nehmen Sie bei Stillproblemen jeglicher Art, seien es wunde Brustwarzen, ☞ Milchstau, ☞ Brustentzündung oder (scheinbar) zu wenig Milch, eine professionelle Stillberatung in Anspruch! Anlaufstellen dafür sind sowohl die Hebammen und Mütter- und Väterberaterinnen als auch der Berufsverband der Still- und Laktationsberaterinnen, die *La Leche Liga* oder weitere Stillorganisationen (siehe

☞ Adressverzeichnis). Nutzen Sie auch die Möglichkeit, sich im Eltern-Kind-Zentrum oder in einem Stillcafe mit anderen Frauen auszutauschen.

Stilltee

Zu Beginn der Stillzeit wird empfohlen, täglich etwa 1/2 Liter Stilltee zu trinken, um die Milchmenge zu steigern. Anis, Kümmel und Fenchel bilden die Basis des Stilltees. Wissenschaftlich bewiesen ist seine Wirkung jedoch nicht. Häufiges Anlegen ist ein effektiveres Mittel, die Milchmenge zu steigern. Achten Sie einfach auf ausreichende Flüssigkeitszufuhr.

Heuschnupfen-Allergikerinnen sollten sich beraten lassen, ob sie Anis, Kümmel und Fenchel in größeren Mengen vertragen.

Stress

Stress durch Haushalt, „Nestbau", finanzielle Sorgen oder Krisen in der Beziehung infolge des Lebens zu dritt belasten viele Mütter. Starke seelische bzw. körperliche Belastungen können aber zu (plötzlichem) Rückgang des Milchflusses führen. Manchmal kommt es dadurch zu einem ☞ Milchstau. Nehmen Sie sich Zeit und verwöhnen Sie sich! Warten Sie gar nicht erst, bis

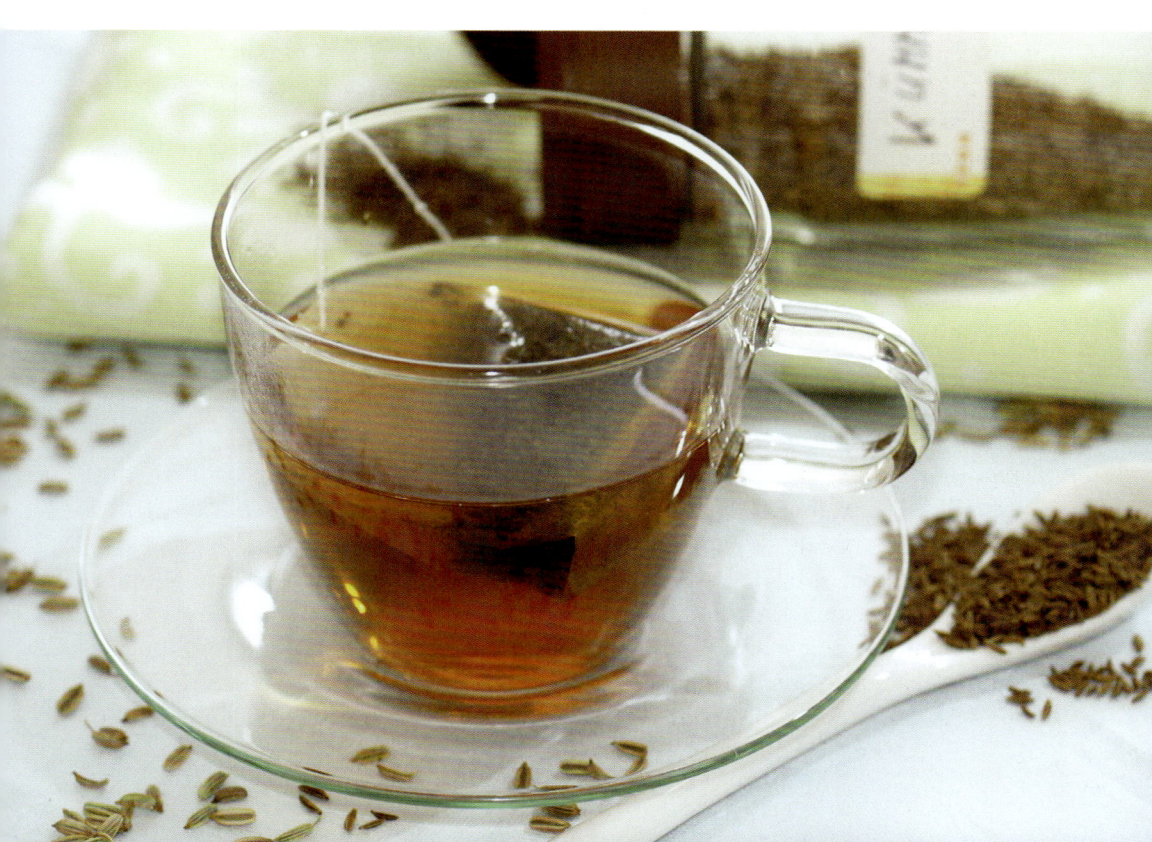

Sie „ausgebrannt" sind! Tanken Sie Kraft, wann immer Sie können!

Zum Beispiel durch einen Spaziergang, durch entspannende Gymnastik, ein gutes Buch, ein aufbauendes Gespräch, sanfte Musik, ein genüssliches Bad ...

Es gibt Kulturen, in denen Schwangere und Stillende wie „rohe Eier" behandelt und sehr verwöhnt werden. Von ihnen wird jede Sorge, jeder Ärger und jeder Stress ferngehalten. Das klingt nach Paradies, nicht wahr?

Leider ist das bei uns nicht immer so! Manchen Vätern ist diese sensible Situation der Mütter zu wenig bewusst und zum Teil fühlen sie sich selbst überfordert. Informierte, einfühlsame Väter können jedoch einen wertvollen Beitrag zur Entlastung der stillenden Mutter leisten (☞ Merkblatt für Väter unter www.kinderkost.com).

Stuhlgang

Die Frage nach der Häufigkeit des Stuhlgangs beim gestillten Säugling beschäftigt viele Mütter.

In den ersten 4 bis 6 Wochen ist 3-mal täglicher Stuhlgang ein Zeichen dafür, dass Ihr Kind ausreichend Muttermilch bekommt. Später kann es sein, dass oft tagelang nichts „Festes" ausgeschieden wird. Muttermilch ist so zusammengesetzt, dass das Kind fast alles verwerten kann, sobald die Verdauung gut eingespielt ist. Da bleibt manchmal gar nicht mehr viel übrig.

Prinzipiell ist bei einem voll gestillten Kind später alles möglich: von „7-mal am Tag bis alle 7 Tage einmal". Und selbst von dieser weitgefassten Regel gibt es noch Ausnahmen. Fragen Sie im Zweifelsfall Ihren Kinderarzt.

Immer wieder wird in Seminaren die Frage gestellt, wie der Stuhl normalerweise aussieht, wenn mit Muttermilch gefüttert wird. Der Stuhl von voll gestillten Säuglingen ist eher flüssig, von gelblich-grüner Farbe und riecht mild säuerlich.

Flaschengefütterte Kinder weisen einen festeren Stuhl auf, dessen Farbe und Geruch anders sind. Wird Beikost gegeben, gelangen Bestandteile der Lebensmittel in den Stuhl und verändern ihrerseits den Geruch und die Farbe. Sieht der Stuhl bei Beikostgabe immer wieder Hasenkot ähnlich, kann dies neben Flüssigkeitsmangel auch eine andere Ursache haben. Ziehen Sie Ihren Arzt zu Rate!

Vitamin B

Die Vitamine des B-Komplexes in der Nahrung der stillenden Mutter sind notwendig, damit genügend Muttermilch produziert werden kann.

Hauptsächlich werden wir durch Vollkorngetreide und Milchprodukte mit Vitamin B versorgt. Hafer und Polenta (Maisgrieß) unterstützen die Milchbildung, denn sie enthalten außerdem viele Mineralstoffe. Eine sehr gute Vitamin-B-Quelle ist auch Hefe. Daher ist es nicht verwunderlich, dass man früher stillenden Müttern hefereiches

Bier zu trinken gab. Alkoholfreies Bier, Suppenwürze auf Hefebasis oder Hefeflocken (zum Gemüse) steigern die ☞ Milchmenge. Vereinzelt reagieren Kinder jedoch mit ☞ Blähungen auf zu viel Hefe in der Nahrung ihrer Mutter.

Vitamin D

Vitamin D unterstützt den Knochenaufbau des wachsenden Kindes. Es wird durch die Sonne in der Haut aktiviert. In unseren Breiten kommen vor allem im Winter zu wenig Sonnenstrahlen auf die Haut. Daher ist in der Muttermilch nicht immer ausreichend Vitamin D enthalten bzw. produziert das Kind selber (vor allem bei dunkler Hautpigmentierung) zu wenig an Vitamin D. Die Vitamin-D-Gabe ist im Sommer jedoch nicht unumstritten.

Unabhängig davon, ob das Kind gestillt wird oder nicht, ist es sinnvoll, im ersten Lebensjahr Vitamin D nach Anleitung des Arztes zu geben.
Zum Teil werden Tabletten in Kombination mit Fluor (zur Vorbeugung gegen Karies) verabreicht.

Vitamin K

Vitamin K, das für die Blutgerinnung wichtig ist, wird dem Säugling zum Schutz vor Gehirnblutungen im Regelfall 3-mal gegeben: 2 Tropfen am ersten Lebenstag, 2 am 4. Tag und 2 zwischen 4. und 6. Lebenswoche.

Wunde Brustwarzen

Wenn die Anlegetechnik nicht stimmt und das Kind z. B. aufgrund von eingestülpten Lippen nur die Brustwarze, nicht jedoch den Vorhof im Mund hat, kann es zu sehr schmerzhaften, wunden Brustwarzen kommen.

Legen Sie immer an der weniger wunden Seite zuerst an. Lassen Sie Ihre Anlegetechnik kontrollieren und anatomische Gründe (z. B. Zungenbändchen) ausschließen. Eventuell hilft ein Stillhütchen, die wunde Brust vorübergehend zu schonen. Es wird jedoch nicht von jedem Kind akzeptiert.
Was Sie noch wissen sollten: Die Verletzung heilt von innen nach außen.

Wundsein

Hat ein gestilltes Kind einen wunden Po, können eventuell Zitrusfrüchte in der Ernährung der Mutter die Ursache dafür sein. Aber auch scharfe Gewürze (Pfeffer, Chili, Curry, Tabasco etc.) können Wundsein auslösen. Sie sollten dann gemieden werden!

Manche Kinder reagieren auch auf Zwiebel oder auf säurehaltige Lebensmittel, wie z. B. Tomaten, mit wundem Po. Ein genereller Verzicht auf diese Lebensmittel ist aber nicht sinnvoll.
Häufiges Windelwechseln, im Warmen Nackt-Strampeln-Lassen, sanftes Abtupfen und Eincremen sind die gängigsten Maßnahmen dagegen.

Zufüttern

Von Zufüttern spricht man einerseits, wenn nach der Geburt außer Muttermilch noch die Flasche, der Becher oder der Löffel mit Milchnahrung angeboten werden, andererseits, wenn beim ☞ Abstillen von Muttermilch auf Säuglingsnahrung gewechselt wird und beides eine Zeit lang parallel angeboten wird (☞ Zwiemilchernährung).

Das Zufüttern nach der Geburt ist sehr selten wirklich notwendig und soll immer vom zuständigen Arzt veranlasst sein! Das gesunde, gestillte, reife Neugeborene durchläuft (bei Mensch und Säugetier) bestimmte Anpassungsprozesse nach der Geburt. Es hat z. B. ausreichend Zwischenzellwasser eingelagert. Der Gewichtsverlust von 5 bis 7 % nach der Geburt geht zu 90 % auf dessen Konto. Die restlichen 10 % sind durch den geringen Energieverbrauch für das Wachstum in den ersten 3 Lebenstagen und durch die erste Ausscheidung über den Darm bedingt.
Auch der Blutzuckerspiegel steigt nach anfänglichem Abfall bald wieder an, sodass weder die routinemäßige Gabe von Wasser noch von Zuckerlösung notwendig ist.
Verliert ein reif geborenes Kind in den ersten Lebenstagen jedoch über 10 % seines Geburtsgewichtes, weil noch nicht ausreichend Muttermilch gebildet wird oder das Kind zu trinkschwach ist, wird der Arzt das Zufüttern mit abgepumpter Muttermilch, Frauenmilch oder Säuglingsnahrung veranlassen.

Bei einem Gewichtsverlust zwischen 7 und 10 % des Neugeborenen sollte das Stillen überprüft werden! Anlegetechnik und effektives Trinken müssen von einer Stillberaterin oder Hebamme kontrolliert werden.

Bis entschieden werden kann, ob die Mutter voll stillen kann oder ihr Kind mit ☞ Anfangsnahrung füttert wird, soll als Muttermilchersatz ausschließlich eine ☞ HA-Nahrung gegeben werden – egal ob das ☞ Allergierisiko des Kindes erhöht ist oder nicht.
Achten Sie darauf, dass die zusätzliche Nahrung im Becher oder mit dem Finger-Feeder etc. statt in der Flasche gegeben wird (☞ Saugverwirrung)!
Innerhalb einer Mahlzeit soll immer zuerst gestillt und dann zugefüttert werden, um unerwünschtes ☞ Abstillen zu verhindern.

Zwiemilch-Ernährung

Wenn die Muttermilchmenge im ersten Lebenshalbjahr – trotz Beratung durch eine Hebamme, Stillberaterin, Mütter- und Väterberaterin oder einen Arzt – nicht ausreicht, steigen viele Mütter auf die sogenannte „Zwiemilch-Ernährung" um.
Dabei werden sowohl Muttermilch als auch Säuglingsmilchnahrung in der Flasche oder über das Brusternährungsset angeboten. In diesem Fall

wird meistens eine ☞ PRE-Nahrung oder ☞ HA-Nahrung verwendet!
Stillen Sie immer zuerst, und füttern Sie dann ergänzend zu! So können Sie auf den tatsächlichen Bedarf Ihres Kindes eingehen. Denn phasenweise verlangt das Kind 40 bis 70 ml zusätzlich, dann reicht Muttermilch wieder tage- oder wochenlang völlig aus!

Wenn das Trinken aus der Flasche zu leicht fällt, gewöhnen sich Kinder rasch daran und werden „trinkfaul". Deshalb ist darauf zu achten, dass das Saugerloch klein genug ist (Teesauger verwenden!). Wenn Sie die Flasche umdrehen, soll nicht mehr als 1 Tropfen pro Sekunde auslaufen, damit das Kind seine Saugmuskulatur ebenso nutzt wie beim Trinken an der Brust.
Denn bei falscher Handhabung, wenn das Trinken aus der Flasche übermäßig leicht fällt, kann Zwiemilch-Ernährung der erste Schritt zum ungewollten ☞ Abstillen sein.

Wenn Sie Flaschenmahlzeiten geben, halten Sie bewusst Blickkontakt, wenden Sie sich liebevoll zu und achten Sie auf viel zusätzlichen Körperkontakt.
Informieren Sie sich darüber hinaus im folgenden Kapitel über die Auswahl an Flaschennahrungen.

Wenn sich das Stillen noch nicht so gut eingespielt hat (vor allem in den ersten 6 Wochen), kann es durch das technisch andere Saugen an der Flasche zur sogenannten **Saugverwirrung** *kommen. Auch ein ☞ Schnuller kann das Kind in seinem Saugverhalten irritieren.*

Hier ist das **Brusternährungsset** *als Stillhilfsmittel einen Versuch wert. Dabei wird Säuglingsmilchnahrung über zwei dünne Schläuche zu den Brustwarzen geführt, sodass das Kind erfolgreich saugen und damit gleichzeitig die Muttermilchproduktion ankurbeln kann.*

Achtung: *Die Anleitung des Herstellers des Brusternährungssets ist unzureichend.*
Informieren Sie sich bei ausgebildeten IBCLCs (Stillberaterinnen), die Expertinnen dafür sind.

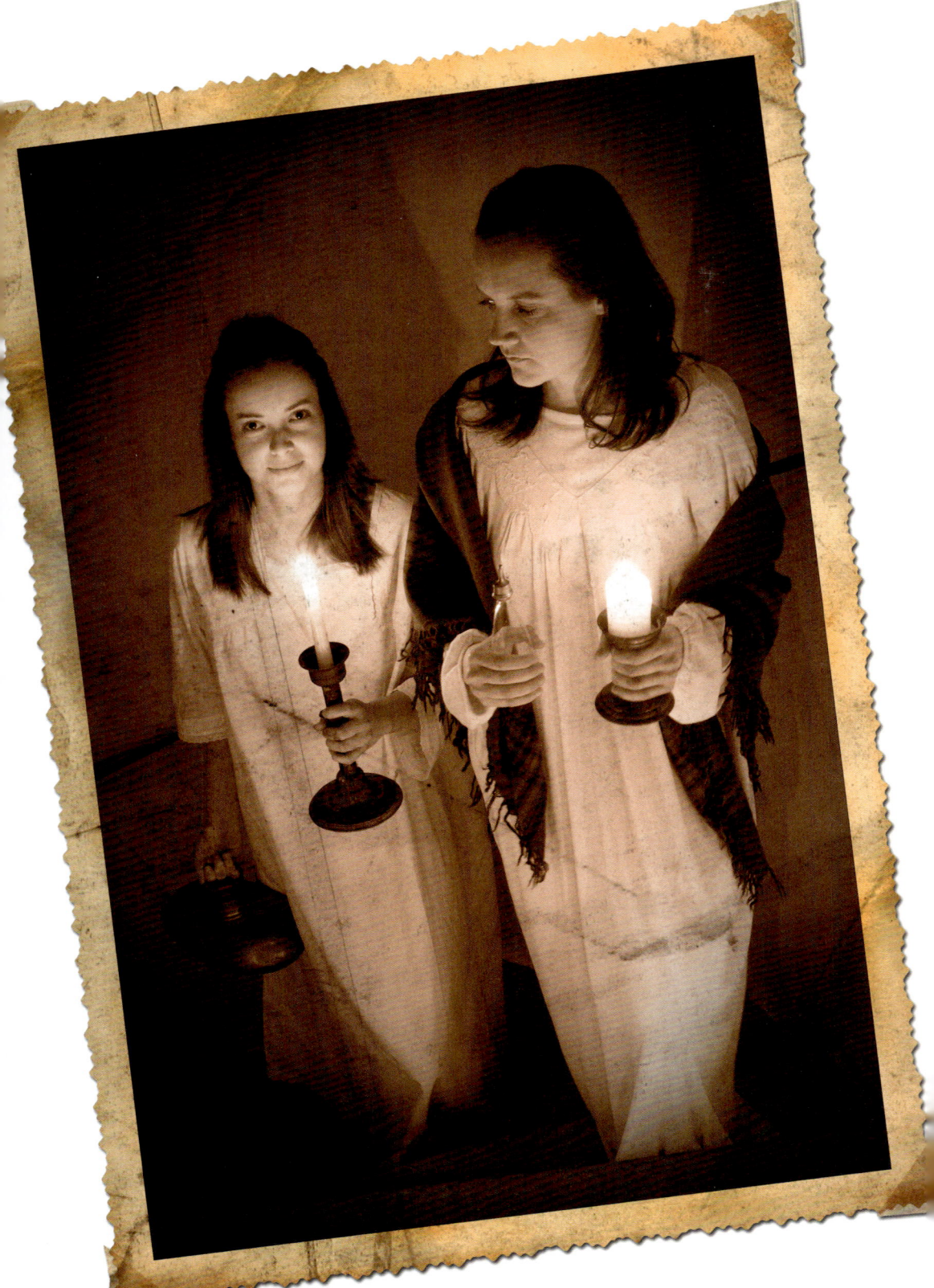

„FLASCHE" – NUR EIN ERSATZ

Die Babyflasche *(der Schoppen)* ist keine moderne Erfindung. Schon in der Antike wurden Kinder, die nicht gestillt werden konnten, mit der Flasche ernährt. Das gegenüberliegende Bild zeigt, dass es Anfang des 19. Jahrhunderts noch Glasflaschen mit Metallsaugern und Fläschchenwärmer aus Metall gab. Sie wurden im Laufe des letzten Jahrhunderts durch Flaschen aus nahezu unzerstörbarem (jedoch nicht ganz unumstrittenem) Plastik mit weichem Silikonsauger ersetzt.
Sowohl die Verpackung als auch der Inhalt werden ständig weiterentwickelt. Früher waren verdünnte tierische Milch oder mit Mehl vermischtes Wasser die einzigen Alternativen, wenn weder Muttermilch noch Milch einer Amme zur Verfügung standen.

Ab dem Zweiten Weltkrieg wurde Muttermilchersatz in großem Umfang industriell hergestellt. Die Pulvernahrung hielt Einzug in nahezu jedem Familienhaushalt und galt jahrelang fälschlicherweise als der Muttermilch gleichwertig, ja sogar überlegen.
Die Nahrungen waren damals sehr energiereich, aber arm an Vitaminen. Sie mussten daher schon im 2. Lebensmonat durch Beikost ergänzt werden. Als Folgen entwickelten manche Kinder Übergewicht und Allergien.
Viel wurde seitdem zum Thema Muttermilch, die das Kind optimal und individuell versorgt, geforscht. Manche Forschungsergebnisse konnten bei der Entwicklung der heute handelsüblichen Säuglingsnahrungen umgesetzt werden. Dadurch wurde auch die verfrühte Gabe von Beikost unnötig.
Industrielle Säuglingsnahrung ist mittlerweile zur besten Alternative für Muttermilch geworden, wenn nicht gestillt werden kann.

Muttermilchersatz – kritisch betrachtet

Der positive Trend *„weg von der industriell erzeugten Säuglingsmilchnahrung – zurück zum Stillen"* brachte es mit sich, dass mehr und mehr Mütter Industrienahrung generell ablehnten. Es kann durchaus auf industrielle Säuglingsmilchnahrung im 1. Lebensjahr verzichtet werden, wenn nach und nach laut ☞ Mahlzeitenfahrplan bis zu 3 Stillmahlzeiten durch Beikost ergänzt oder getauscht werden und am Ende des 1. Lebensjahres noch mindestens 2-mal pro Tag gestillt wird. Schwierig wird es, wenn das Kind sich vorzeitig abstillt.
Die Verfechter alternativer Kostformen glauben dann oftmals, dass eine Ersatzmischung auf pflanzlicher Basis

(z. B. Frischkorn-, Mandel- oder Soja-milch) ein besserer Muttermilchersatz sei als industriell gefertigte Nahrung. Doch vegetarische Mischungen sind der Muttermilch in der Zusammen-stellung des Mineralstoff- und Eiweiß-gehaltes noch unähnlicher als tierische Milch.

Selbst gemachter Muttermilchersatz deckt den Nährstoffbedarf Ihres Kin-des nicht und erhöht schlagartig das ☞ Allergierisiko! Darüber hinaus feh-len bei allen selbst zubereiteten Nah-rungen die Kontrollen auf Schadstoff-belastungen. Das hygienische Risiko (die Gefahr von ☞ Durchfall und Er-krankung) ist bei Selbstzubereitung ungleich höher. Wie folgender Über-blick zeigt, ist das „Selbermachen" hier keine befriedigende Alternative zur in-dustriellen Nahrung.

Frischkornmilch

Die Kostform nach *Bruker* schlägt als Muttermilchersatz die sogenannte Frischkornmilch vor, die aus roher, ver-dünnter ☞ Kuhmilch und bis zu 4 ver-schiedenen, fein gemahlenen, rohen Getreidemehlen besteht.

Rohmilch wird aus hygienischen Grün-den für Kinder erst ab dem 6. Lebens-jahr empfohlen. Rohes Getreide ist schon für empfindliche Erwachsene schwer verdaulich, für den zarten Darm des Säuglings bedeutet seine Verdau-ung wahrlich Schwerstarbeit. Verein-zelt kann rohes Getreide sogar lebens-bedrohlich sein oder für das ganze

weitere Leben schädigen! Dann näm-lich, wenn Ihr Kind eine ☞ Zöliakie ent-wickelt. Deshalb wird von Seiten vieler Kinderärzte prinzipiell geraten, sogar **gekochtes, glutenreiches Getreide erst ab dem 7. Monat anzubieten.** Derzeit wird untersucht, ob es schon früher angebracht ist, ☞ Gluten zu geben.

Rohes Getreide – auch in Form von Müsliflocken – soll überhaupt erst **nach Ende des 2. Lebensjahres** verwen-det werden.

> *Alternative Kostformen* sind für Säuglinge daher **nicht geeignet!** Erwachsene können einseitige Ernährungsweisen (Makrobiotik, zu strengen Vegetarismus etc.) durch gespeicherte Reserven des Körpers kurzzeitig ausgleichen. Ihr Kind kann das nicht!

Sojamilch

Oft wird Sojamilch als Muttermilch-ersatz in Erwägung gezogen, wenn ein erhöhtes ☞ Allergierisiko besteht.

Doch ☞ **Soja löst** etwa ebenso **oft All-ergien aus** wie Kuhmilch, bzw. reagie-ren Kuhmilchallergiker häufig auch auf Soja. Dies ist umso bedenklicher, da Soja mittlerweile als Verdickungsmit-tel in fast allen Fertiggerichten ver-wendet wird.

Eine sojafreie Ernährung – wie sie ein ☞ Soja-Allergiker praktizieren muss – ist daher sehr schwer durchzuziehen.

Das ist jedoch nicht der einzige Grund, weshalb herkömmliche Sojamilch als Muttermilchersatz nicht geeignet ist. In **reiner Sojamilch fehlen wesentliche Inhaltsstoffe** (z. B. wichtige Eiweißbausteine, Carnitin, Taurin, essentielle Fettsäuren und das zum Knochenaufbau wichtige Calcium). Diese sind in industriellen ☞ Soja-Nahrungen zugesetzt, weshalb ausschließlich sie als Säuglingsnahrungen verwendet werden dürfen, wenn die Wahl aus ethischen Gründen auf Soja fällt!

Darüber hinaus enthält die Sojabohne Substanzen, die eine Aufnahme von Mineralstoffen stark hemmen. Die Diskussionen um Gen-Soja erhitzen außerdem die Gemüter.

Weiters fand man in Soja natürliche Inhaltsstoffe, die bestimmten weiblichen Sexualhormonen ähnlich sind. In größeren Mengen können diese den Menstruationszyklus verlängern. Die Mengen, die ein Erwachsener davon mit Sojaprodukten (z. B. durch Tofu, Sojamilch, Sojasaucen) aufnimmt, sind unbedenklich.

Ein Säugling nimmt jedoch im Verhältnis zu seinem Körpergewicht mit einem Muttermilchersatz aus Soja etwa die 6- bis 11-fache Menge zu sich.

Vereinzelte Studien zeigen, dass sich diese östrogenähnlichen Substanzen auf den Organismus des Babys nicht wie ein Hormon auswirken.

Bislang ist dies jedoch noch nicht ausreichend untersucht, um tatsächlich einen Nachteil auszuschließen. **Fachgremien raten** daher, nach Möglichkeit **auf Soja-Nahrungen zu verzichten.**

Mandelmilch

In alternativen Kreisen ist auch Mandelmilch als Muttermilchersatz sehr beliebt. Dabei handelt es sich um das Kochwasser von gemahlenen Mandeln. Ähnlich wie bei Sojamilch fehlen darin wichtige Vitamine (z. B. Vitamin B_{12}) und Mineralstoffe. Auch die Nährstoffe sind denen der Muttermilch nicht gleichwertig.

Bei Mandelmilch besteht außerdem die Gefahr, dass giftige Blausäure aus Bittermandeln enthalten ist. Durch ausreichendes Kochen wird die Blausäure zerstört.

Zudem sind Mandeln – wie alle Nusssorten – sehr oft von Schimmelpilzen befallen, deren Gift durch Kochen nicht völlig zerstört wird.

Schaf-, Ziegen- & Stutenmilch

Immer häufiger werden Ziegen-, Schaf- oder Stutenmilch als perfekter Muttermilchersatz angepriesen.

Doch ein Vergleich zeigt, dass alle tierischen Milchsorten eine gänzlich andere Zusammensetzung der Nährstoffmengen aufweisen als Frauenmilch.

Generell ist die Menge an Eiweiß und Mineralstoffen höher, denn Lämmer, kleine Ziegen, Fohlen und Kälber müssen schneller wachsen als Menschenkinder. Zu viel Eiweiß belastet jedoch die Nieren eines Säuglings, **daher ist von tierischer Milch abzuraten.**

FLASCHE

51

Nährstoffvergleich reifer Frauenmilch mit tierischen Milchsorten

pro 100 g	Frauenmilch	Kuhmilch	Schafmilch	Ziegenmilch	Stutenmilch
Energie (kcal)	69	64	96	67	47
Energie (kJ)	288	269	400	281	199
Eiweiß (g)	**1,13**	**3,34**	**5,27**	**3,69**	**2,2**
Fett (g)	**4,03**	3,57	6,26	3,92	1,5
Linolsäure (g)	**0,38**	0,09	0,16	0,09	0,04
Kohlenhydrate (g)	**7,0**	4,55	4,55	4,2	6,2
Mineralstoffe (g)	**0,21**	0,74	0,86	0,79	0,36

Quelle: Souci, Fachmann, Kraut: Die Zusammensetzung der Lebensmittel – Nährwerttabellen, 6. Auflage, medpharm scientific publishers Stuttgart 2000. Deutscher Bundeslebensmittelschlüssel (BLS).

Überdies sind in Schaf-, Ziegen- oder Kuhmilch bis zu 80 % Casein enthalten, aus dem Käse gewonnen werden kann. Frauenmilch hingegen enthält nur 20 bis 40 % Casein, der Hauptteil ist Molkeneiweiß (60 bis 80 %). Wird tierische Milch verdünnt, dann gleicht sich zwar die Eiweißmenge, nicht jedoch die Eiweißzusammensetzung der Frauenmilch an.

Dazu kommt, dass Eiweiß aus ☞ Kuh-, Schaf-, Ziegen- oder Stutenmilch „artfremd" ist. Vor allem gegen Kuh- und Stutenmilch können häufig Allergien auftreten.

Bei Verwendung von Ziegenmilch zur Zubereitung von Muttermilchersatz wird obendrein der Bedarf an Folsäure nicht gedeckt. Die Ziegenmilch-Nahrungen werden nur zum Teil angereichert. Andernfalls entsprechen sie einer 2er- oder 3er-Nahrung. Dazu zählten die diätetische Nahrung der Firma *Holle* (in deutschen und österreichischen Apotheken erhältlich) bzw. die Kindermilch *Bio-Bambini* der Firma *Sunval* (Deutschland) nach dem 12. Monat. Erst wenn genug Folsäure durch Beikost bzw. Familienkost aufgenommen wird (mindestens eine ganze Gemüsemahlzeit à 190 g pro Tag), ist eine solche Säuglingsnahrung zulässig.

Im deutschen Versandhandel gibt es auch die mit Folsäure angereicherte, neuseeländische Anfangsnahrung namens „Bambinchen" aus Ziegenmilch. Ziegenmilch-Nahrungen werden jedoch von Fachgremien weder für gesunde noch für Babys mit Allergien empfohlen.

Verdünnte Kuhmilch

Bevor es industrielle Säuglingsmilch gab, wurde häufig verdünnte Kuhmilch als Muttermilchersatz verwendet – im 1. Lebenshalbjahr als Halbmilch (also 1/2 Milch und 1/2 Wasser), später als Zwei-Drittel-Milch (eine Mischung von 2/3 Milch und 1/3 Wasser). Sie sicherte damals das Überleben vieler ungestillter Kinder.

Manchen Frauen scheint es auch heute noch naheliegend, im 1. Lebensjahr Kuhmilch statt teurer industrieller Säuglingsmilch zu verwenden. Doch **Vollmilch ist aus vielen Gründen im ganzen 1. Lebensjahr zur Zubereitung der Milchnahrungen nicht geeignet.**

Fachgremien in Deutschland, Österreich und der Schweiz lehnen tierische Milch zur Zubereitung der Milchmahlzeiten in den ersten 12 Lebensmonaten generell ab.

Auch bei Kindern ohne erhöhtes Allergierisiko soll Kuhmilch – egal ob als pasteurisierte Vollmilch, als Extra-Vollmilch oder Haltbarmilch – noch nicht als Trinkmilch verwendet werden.

Selbst im 2. Lebenshalbjahr werden die Nieren des Kindes durch die große Eiweißmenge und den hohen Mineralstoffgehalt (Natrium, Calcium, Phosphor) der reinen Kuhmilch überlastet. Gleichzeitig enthält Vollmilch zu wenig wichtige Fettsäuren, Vitamin C, Vitamin E und ☞ Eisen.

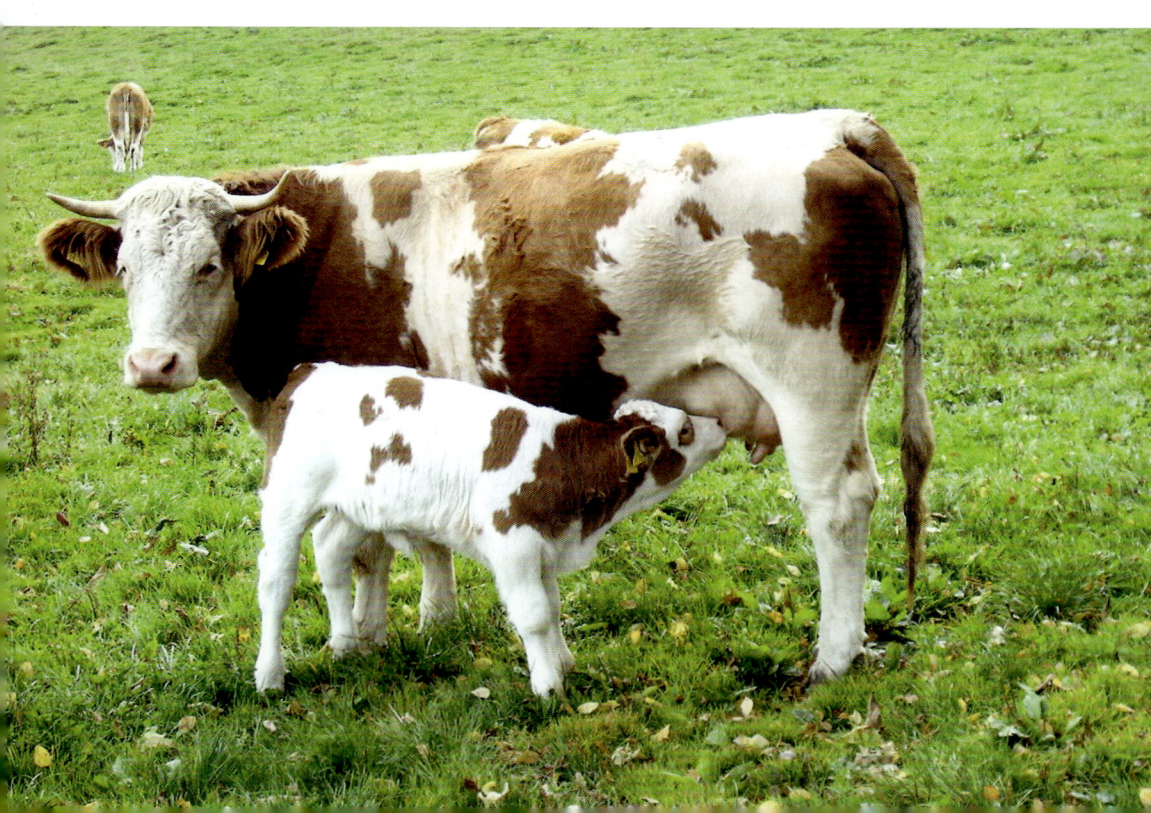

Bei ca. einem Drittel der mit Vollmilch ernährten Kinder wurde im 6. bzw. 7. Monat Eisenmangel festgestellt.

Tierische Milch ist im Vergleich zur Muttermilch eine unzureichende Eisenquelle. Kuhmilch enthält weniger Eisen, das darüber hinaus nur mangelhaft aufgenommen werden kann. Prinzipiell wird, wenn gleichzeitig Milch verzehrt wird, Eisen aus allen Lebensmitteln vom Körper schwerer aufgenommen.

Außerdem wurden bei mit Vollmilch ernährten Kindern versteckte Blutungen im empfindlichen Darm festgestellt. Und Blutverluste bedeuten immer auch einen Eisenverlust für den Körper. Als Auswirkung eines Eisenmangels kann es zu motorischen Entwicklungsverzögerungen und zu Appetitlosigkeit kommen.

Nur wenn weder Muttermilch noch industrielle Säuglingsnahrung zur Verfügung stehen, wird als „Notnahrung" eine selbst zubereitete Milchnahrung gegeben. **Nur dann** soll die Droese-Stolley-Milch, eine ergänzte Halbmilch, verwendet werden.

Wird die Droese-Stolley-Milch gegeben, so ist es notwendig, schon ab der 6. Lebenswoche zusätzlich Vitamin C beizumischen, da der Milchmischung wichtige Vitamine und Mineralstoffe fehlen. Dies erfolgt durch Zugabe von 2 EL frisch gepresstem Orangen-/Apfelsinensaft (oder ca. 3 EL Apfelsaft) und 5 g Karottenbrei zu je 200 ml Milch. Das frühe Zufüttern von Beikost

---

Droese-Stolley-Milch

100 ml	pasteurisierte oder ultrahocherhitzte Vollmilch (ca. 3,6 % Fett)
100 ml	abgekochtes Wasser
8 g	Milchzucker (wenn nicht anders erhältlich: Haushaltszucker)
5 g	Mais- oder Reisstärke
3 g	Raps-, Sonnenblumen- oder Maiskeimöl

Zubereitung:
Milch und Wasser mit Stärke und Milchzucker unter ständigem Rühren aufkochen. Dann das Öl mit dem Mixer oder Schneebesen einrühren. Jede Mahlzeit muss stets frisch gekocht und peinlichst sauber zubereitet werden!

Quelle: Manz F., Kersting M.: Die richtige Milch für nicht gestillte Säuglinge. Kinderärztliche Praxis, Sonderheft Säuglingsernährung (2000), 25 bis 29.

---

erhöht jedoch das ☞ Allergierisiko des Kindes und kann zu ☞ Wundsein führen. Im 2. Lebenshalbjahr müsste das Verhältnis von Milch zu Wasser auf 2:1 angepasst werden. Es können dann anstelle der Maisstärke feinste Haferflocken bzw. Grieß (aufgekocht!) verwendet werden.

Zum Thema Kuhmilch in der Beikost siehe Kapitel „Getreide-(Mutter)milch-Brei" (Seite 134) und „Elternfragen zu Beikost-Lebensmitteln" Unterkapitel „Milch und Milchprodukte" (Seite 145).

Industrielle Säuglingsnahrungen im Überblick

Muttermilch ist unumstritten die beste und kostengünstigste Nahrung für Ihr Kind. Sie bieten Ihrem Kind alles Notwendige, wenn Sie stillen, und Sie sparen in den ersten 6 Monaten bereits ca. € 500,– / CHF 730,–.

Viele Inhaltstoffe der Muttermilch sind in ihrer Funktion für das Kind noch nicht einmal erforscht. Laufend werden neue Inhaltsstoffe entdeckt, die nach und nach der Säuglingsnahrung zugesetzt werden. Waren es anfangs wichtige Aminosäuren, so kamen später Nukleotide. Mal sind es spezielle Fettsäuren (LCPUFA), welche die Säuglingsnahrungen verbessern, mal „optimiertes Eiweiß" – was bedeutet, dass versucht wird, näher an den ausgewogenen und daher niedrigen Eiweißgehalt der Muttermilch heranzukommen, um Übergewicht im späteren Alter zu vermeiden. Dazu kommt die ganze Reihe der pre- und probiotischen Zusätze, auf die ich im Kapitel der PRE-Nahrungen genauer eingehen möchte.

Doch manchmal bleibt keine andere Wahl, als Muttermilch zu ersetzen oder zu ergänzen. Idealerweise kann Letzteres mit dem ☞ Brusternährungsset oder einer anderen alternativen Fütterungsmethode geschehen (☞ Zwiemilch-Ernährung). Ist dies nicht möglich, soll die Flasche immer erst nach dem Stillen gegeben werden.
Säuglingsmilchnahrungen sind zwar nur ein Ersatz, aber der bisher best-

mögliche! Väter oder Großeltern können nun (wie auch mit abgepumpter Muttermilch) den Säugling mit Nahrung versorgen. Durch „Arbeitsteilung" beim Füttern wird der Freiraum der Mutter größer.
Viele Mütter entwickeln Schuldgefühle, wenn sie nur die Flasche geben können, doch solche sind gänzlich fehl am Platz! Durch ihre Zärtlichkeit und viel Hautkontakt können nicht stillende Mütter ihrem Kind trotzdem das Gefühl der Nähe und Geborgenheit vermitteln!

Industrielle Säuglingsnahrungen sind heutzutage der Muttermilch so weit angepasst, dass sie in den ersten 4 bis 6 Monaten ohne zusätzliche ☞ Beikost gegeben werden können. Sie werden laufend kontrolliert und sind schadstoffarm. Manche Säuglingsnahrungen sind mit Zutaten ☞ „aus biologischer Landwirtschaft" erzeugt. Dies ist eine sinnvolle Sache, aber meist etwas teurer.
Die Bezeichnung der Nahrungen, wie sie zusammengesetzt sein müssen und was auf dem Etikett angeführt sein darf, ist innerhalb der EU gesetzlich geregelt. Man unterteilt die Säuglingsnahrungen in ☞ Anfangs- und ☞ Folgenahrungen.
Auf Basis von Kuhmilch hergestellte Nahrungen werden als Säuglingsmilchnahrung und Folgemilch bezeichnet. Die auf Sojaeiweiß basierenden heißen ☞ Soja-Nahrungen.

Einteilung der Säuglingsnahrungen

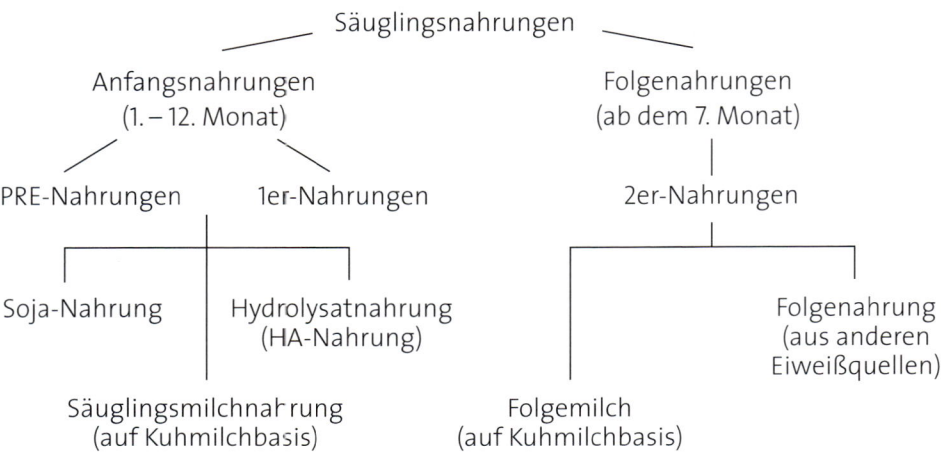

<table>
<tr><td colspan="2" align="center">Säuglingsnahrungen</td></tr>
</table>

| Anfangsnahrungen (1. – 12. Monat) | Folgenahrungen (ab dem 7. Monat) |

PRE-Nahrungen   1er-Nahrungen   2er-Nahrungen

Soja-Nahrung   Hydrolysatnahrung (HA-Nahrung)   Folgenahrung (aus anderen Eiweißquellen)

Säuglingsmilchnahrung (auf Kuhmilchbasis)   Folgemilch (auf Kuhmilchbasis)

Anfangsnahrungen müssen als alleinige Nahrungsquelle alles Lebensnotwendige bis zum Ende des 6. Monats liefern können. Die meisten PRE-Nahrungen enthalten als Kohlenhydrat nur Milchzucker.

Folgenahrungen tragen die Ziffer „2". Seit 1. 1. 2010 dürfen sie frühestens im 7. Lebensmonat gegeben werden, aber erst dann, wenn bereits 2 Beikostmahlzeiten fixer Bestandteil der täglichen Kost geworden sind.

In den ersten 6 Monaten sind ausschließlich Anfangsnahrungen als Muttermilchersatz geeignet! Nahrungen, die der Muttermilch in allen Bereichen möglichst angeglichen sind und früher „adaptierte Nahrungen" genannt wurden, werden nun mit „PRE" bezeichnet. Die, der Muttermilch teilweise angeglichenen, ☞ Anfangsnahrungen tragen (meist) die Ziffer „1".

Heute spricht man nicht mehr von „adaptiert", denn der Ausdruck suggeriert

irreführenderweise, dass industrielle Säuglingsmilch die Qualität des Originals, der „Frauenmilch", erreichen könnte. Auch der Begriff „mit adaptiertem Protein" ist nach der *„Health-Claim-Verordnung"* nicht mehr erlaubt, um ein Produkt zu bewerben, da es eine gesundheitsbezogene Angabe ist (☞ Seite 167).

Folgenahrungen sind nur als Teil einer Mischkost gedacht. Lesen Sie bitte das Kapitel über Folgenahrungen, bevor Sie dazu wechseln.

Gegenüberstellung der Inhaltsstoffe

Durchschnittliche Energie- und Nährstoffgehalte in reifer Muttermilch[1], PRE-Nahrung[2], 1er-Nahrung[2] und 2er-Nahrung[2]

pro 100 ml	Muttermilch	PRE	1er	2er
Energie (kcal)	69	65 – 67	65 – 69	67 – 70
Energie (kJ)	288	271 – 280	270 – 290	281 – 290
Eiweiß (g)	**1,13**	**1,24 – 1,4**	**1,24 – 1,4**	**1,34 – 1,5**
davon Casein (%)	**20 – 40**	30 – 40	30 – 40	48 – 80
Fett (g)	**4,03**	3,1 – 3,6	3,1 – 3,6	3,2 – 3,5
Kohlenhydrate (g)	**7,0**	7,3 – 7,8	7,3 – 8	7,9 – 8,5
Mineralstoffe (g)	**0,21**	0,21 – 0,24	0,20 – 0,28	0,23 – 0,29

Quellen: 1) Souci, Fachmann, Kraut: Die Zusammensetzung der Lebensmittel – Nährwerttabellen, 6. Auflage, medpharm scientific publishers Stuttgart 2000. 2) Angaben der Hersteller Hipp, Humana, Milupa und Nestlé

Es gibt neben diesen Nahrungen auch ☞ Spezialnahrungen. Ist zum Beispiel das ☞ Allergierisiko des Kindes erhöht, werden sogenannte ☞ HA-Nahrungen zur ☞ Allergieprävention eingesetzt.

Nahrungen mit gleicher Bezeichnung können in Deutschland, Österreich und der Schweiz unterschiedliche Zusammensetzung haben!
Achten Sie daher immer auf die landesübliche Einteilung (☞ Überblickskästen Seite 58 ff) und Zusammensetzung.

Noch ein Hinweis:
Zum Teil werden Nahrungen nicht nur als Pulver, sondern auch trinkfertig angeboten.

Werbung für Säuglingsnahrungen unter der Lupe

Flaschengefütterte Kinder sind häufiger krank und leiden häufiger an Allergien und Übergewicht als gestillte Kinder. Die erste Stillzeit kann anstrengend und eventuell schmerzhaft sein. Bis sich das Stillen eingespielt hat, dauert es meist 4 bis 6 Wochen. In dieser Zeit sind Frauen leicht für den Umstieg auf Säuglingsnahrung zu gewinnen.
Seit 1981 gibt es deshalb von der WHO den *„Internationalen Kodex zur Vermarktung von Muttermilchersatzprodukten"* (☞ Seite 167). Werbung für Milchersatzprodukte, für Saugflaschen oder Schnuller (Sauger) darf nicht vom Stillen abhalten, das ist sein erklärtes Ziel.

Zum Beispiel spricht er sich gegen die Verteilung von Probepackungen von Anfangsnahrung an Mütter aus. Viele Hersteller haben diesen Kodex freiwillig akzeptiert und sich zur Einhaltung schriftlich verpflichtet. Es kommt jedoch immer wieder zu Verstößen dagegen.

Die Schweizer Firma Bimbosan hat den Kodex bislang noch nicht umgesetzt und macht zum Teil immer noch aggressive Werbung bei Müttern, weshalb die Produkte von Mütter- und Väterberaterinnen und den Schweizer Kinderärzten nicht empfohlen werden. Wir haben die Produkte in den nächsten Kapiteln deshalb nicht angeführt.

PRE-Nahrungen

Von allen Säuglingsmilchnahrungen sind PRE-Nahrungen der bestmögliche Muttermilchersatz, denn PRE-Nahrungen sind der Muttermilch so weit angeglichen, dass sie wie Muttermilch ab der Geburt ausschließlich gegeben werden können. Sie werden auch meist als 1. Nahrung verwendet, wenn die Mutter das Kind ☞ abstillen möchte.

Ist trotz Beratung durch eine Hebamme oder eine Stillberaterin die Muttermilchmenge im 1. Lebens(halb)jahr nicht ausreichend, steigen viele Mütter auf die sogenannte ☞ „Zwiemilch-Ernährung" (Muttermilch plus Flasche) um. Auch in diesem Fall wird ausschließlich PRE-Nahrung verwendet!

Als Muttermilchersatz haben PRE-Nahrungen gegenüber sonstigen Säuglingsmilchnahrungen den Vorteil, dass das Kind davon trinken darf, so viel es will! PRE-Nahrungen sind somit in den ersten 6 Lebensmonaten unumstritten der beste Muttermilchersatz.

Nur wenn das Kind in den ersten 6 Monaten durch PRE-Nahrung alleine nicht mehr satt wird (also sich die Mahlzeitenhäufigkeit zu sehr erhöht), ist es sinnvoll, auf 1er-Nahrung umzusteigen. Prinzipiell können Sie auch im 2. Lebenshalbjahr PRE-Nahrung als Muttermilchersatz füttern, allerdings soll sie – etwa ab dem 7. Monat durch Beikost ergänzt werden.

PRE-Nahrungen im Handel
Adapta initial (Hero) [3] *
Alete Pre (Nestlé) [1] **
Aptamil Pre (Milupa) [1,2,3] ***
Beba Pro Start Pre (Nestlé) [1,2,3] **
Bebivita Pre (Bebivita) [1]
Hipp Pre Bio (Hipp) [1,2,3]
Hipp Pre Plus (Hipp) [1,2,3] **
Humana Pre (Humana) [1,2]
Lactana Bio Pre (Töpfer) [1] **
Milasan Pre (Nestlé) [1]
Milumil Pre (Milupa) [1,2] ***

1) in Deutschland erhältlich   * enthält Prebiotika
2) in Österreich erhältlich   ** enthält Probiotika
3) in der Schweiz erhältlich   ***enthält Glucose

Prebiotisch oder probiotisch

Manche Säuglingsnahrungen enthalten ☞ prebiotische oder ☞ probiotische Zusätze.

Prebiotische Substanzen, wie z. B. die Oligosaccharide der Muttermilch „füttern" die guten Darmbakterien. Im Darm von Stillkindern finden sich daher viele Milchsäurebakterien, z. B. verschiedene Bifidusbakterien oder Lactobacilluskulturen.

Diese machen den Krankheitserregern Konkurrenz und schützen den Darm daher z. B. vor Durchfall. Außerdem scheinen sie auf das Immunsystem zu wirken und könnten bei der Vermeidung von Allergien eine Rolle spielen.

Der Zusatz von prebiotischen Stoffen zur Säuglingsnahrung erscheint daher sinnvoll. Während jedoch Muttermilch eine Vielzahl prebiotischer Substanzen enthält, werden in Säuglingsnahrungen bislang nur einige wenige (z. B. als „GOS/FOS" abgekürzt) zugesetzt. Fraglich bleibt, inwieweit sich die Darmflora der von gestillten Kindern im Einzelfall annähern kann.

Dies ist auch abhängig von der Art der Geburt. Bei der vaginalen Entbindung wird der Darm des Kindes schneller mit „guten" Bakterien besiedelt als beim Kaiserschnitt. Diese bieten besonders in den ersten Lebentagen einen wertvollen Schutz vor Erkrankungen, während bei Kaiserschnitt oft Krankenhauskeime im Darm des Kindes zu finden sind.

Probiotische Säuglingsnahrungen enthalten bereits Kulturen von bestimmten Bifidusstämmen oder Lactobacillen, ähnlich den Kulturen in Joghurts. Die Zugabe von Probiotika zur Säuglingsnahrung ist nicht unumstritten, da nur spezielle Stämme zugesetzt werden, sodass nicht die Vielfalt an „guten" Bakterien wie in der Darmflora von gestillten Kindern erreicht wird.

Es gibt zwar schon einige Studien über die Auswirkungen dieser Zusätze, allerdings kaum welche zu Langzeitwirkungen. Außerdem lassen Untersuchungen eines Stammes keine Rückschlüsse auf andere Kulturen zu, also muss generell und von einzelnen Firmen noch viel geforscht werden.

Einige Studien zeigen jedoch, dass durch die Zugabe von bestimmten probiotischen Kulturen die Häufigkeit von Durchfall bei Kindern reduziert werden kann, vor allem, wenn sie unter ungünstigen hygienischen Bedingungen leben. Es gibt jedoch auch Studien, die auf gesundheitliche Nachteile bei empfindlichen Kindern hinweisen (z. B. auftretende Infektionen, Bakteriämien).

Daher fordern kinderärztliche Fachgremien in Deutschland, Österreich und der Schweiz mehr hochwertige Studien und warnen vor einem Einsatz von probiotischen Zusätzen bei Frühgeborenen, bei herzkranken Kindern und bei Säuglingen mit Immunschwäche bzw. bei Immunsuppression.

Hinsichtlich der Verwendung von probiotischen Säuglingsnahrungen bei älteren Babys (ab dem 5. Lebensmonat) bestehen laut diesen Gremien keine generellen Bedenken. Bleibt die Frage offen, ob PRE-Nahrungen mit Probiotika in den ersten Monaten sinnvoll sind. Europäische verbindliche Sicherheits- und Qualitätskriterien für probiotische Säuglingsnahrungen wären dringend gefragt, fehlen jedoch bislang.

1er-Nahrungen

1er-Nahrungen gehören auch zu den Anfangsnahrungen. Sie sind der Muttermilch weniger ähnlich als PRE-Nahrungen und im Eiweißanteil meist nicht mehr so angeglichen. Somit sind 1er-Nahrungen als Muttermilchersatz die zweitbeste Wahl.

1er-Nahrungen enthalten neben Milchzucker auch häufig kleinere Mengen Maltodextrin oder ☞ glutenfreie Stärke (Maisstärke oder Reisstärke). Der Säugling kann aber in den ersten 4 Lebensmonaten keine nennenswerten Mengen an Stärke verdauen. Die Stärke bleibt gleichsam im Bauch liegen und macht müde. Dieser „Vorteil" lässt Babys vereinzelt die Nacht durchschlafen – allerdings aus Überforderung!
Eine zu frühe Gabe von stärkehaltiger Nahrung kann auch Blähungen, Bauchkoliken und Unruhe zur Folge haben.

Laut Empfehlungen der Ernährungskommission der Österr. Gesellschaft für Kinderheilkunde sollen 1er-Nahrungen daher erst ab dem 5. bis 7. Monat angeboten werden. Sie sind als Anfangsnahrung nach den ersten Monaten, in denen gestillt oder PRE-Nahrung gegeben wurde, geeignet.

1er-Nahrungen auf dem Markt
Adapta 1 (Hero) [3] [**] [***]
Adapta 1 Bio (Hero) [3] [***]
Adapta 1 Sensible (Hero) [3] [***]
Alete 1 (Nestlé) [1] [**]
Aptamil 1 (Milupa) [1] [2] [3] [*]
babydream 1 (Rossmann) [1]
babylove 1 Bio (dm) [1] [2] [*]
Beba Pro 1 (Nestlé) [1] [2] [3] [**] [***]
Bebivita 1 (Bebivita) [1]
Gittis Bio 1 (Gittis) [2] [***]
Hipp 1 Bio (Hipp) [1] [2] [3]
Hipp 1 Plus (Hipp) [1] [2] [3] [**]
Holle Bio 1 (Holle)* [1] [2] [3] [***]
Humana 1 (Humana) [1] [2] [*]
Humana baby-fit 1 (Humana) [1] [*]
Lactana Bio 1 (Töpfer) [1] [**] [***]
Lasana 1 (Humana) [1] [2] [***]
Milasan 1 (Nestlé) [1]
Milasan 1 Plus (Nestlé) [1] [**]
Milumil 1 (Milupa) [1] [2] [3] [*] [***]
Novalac 1 (Sanova) [1] [2] [***]

---

1) in Deutschland erhältlich
2) in Österreich erhältlich
3) in der Schweiz erhältlich

* enthält Prebiotika
** enthält Probiotika
***enthält neben Milchzucker (Lactose) und Stärke noch andere Zuckerarten (z. B. ☞ Maltodextrin, ☞ Haushaltszucker), welche für die Ernährung Ihres Kindes nicht erforderlich sind. Humana baby-fit enthält auch Banane – bei Fructoseintoleranz ist diese Nahrung nicht geeignet. Wir empfehlen sie auch frühestens, wenn laut Ihrem ☞ Beikostplan Banane bereits gegeben wurde.

Viele Mütter greifen vorzeitig zu einer 1er-Nahrung, weil sie glauben, dass die dünnflüssigere PRE-Nahrung den Säugling nicht genug sättige. Muttermilch ist jedoch ebenso dünnflüssig wie PRE-Nahrung! Durch den hohen Herstellungsaufwand sind PRE-Nahrungen teurer als 1er-Nahrung.

Durch den Zusatz von Stärke oder Maltodextrin schmecken 1er-Nahrungen anders und enthalten meist etwas mehr Energie (Kalorien) als PRE-Nahrungen. Sie dürfen deshalb nicht mehr „nach dem Wunsch des Kindes" gegeben werden.

Falls Ihr Kinderarzt nichts anderes angeordnet hat, beachten Sie bitte die Angaben auf der jeweiligen Säuglingsmilchpackung.

Soja-Nahrungen

Produkte auf Sojabasis enthalten in der Regel weder Kuhmilch noch Milchzucker, daher sollen Soja-Nahrungen bei ☞ Lactosefreier Ernährung (z. B. bei ☞ Galactosämie bzw. bei anhaltendem angeborenen Lactasemangel) unter ärztlicher Aufsicht verwendet werden. Statt Milchzucker sind primär Glucose bzw. Maltodextrin in Soja-Nahrungen enthalten.

Zur normalen Ernährung des Säuglings sollen Soja-Nahrungen nicht eingesetzt werden. Denn Nachteile aufgrund der hohen Gehalte an Phytat, das Mineralstoffe und Spurenelemente bindet, an Aluminium und an Phyto-

östrogenen sind nicht auszuschließen. Letztere beeinflussen im Tierversuch das Immunsystem, die Fortpflanzungsorgane und die Schilddrüse.

Auch zur Ernährung von Frühgeborenen sind sie ungeeignet, weil bei ihnen ungünstige Auswirkungen auf die Gewichtszunahme festgestellt wurden.

Soja-Nahrungen sind jedoch „die einzige pflanzliche Alternative", wenn nicht gestillt wird und die Eltern auf einer rein pflanzlichen (veganen) Ernährung des Kindes bestehen. Denn im Gegensatz zu herkömmlicher ☞ Sojamilch und zu sonstigen alternativen Nahrungen werden Soja-Nahrungen mit Calcium und anderen für den Säugling wichtigen Bestandteilen ergänzt.

1er-Nahrungen auf Sojabasis
Aptamil Soja (Milupa) [1] ***
Aptamil SOM 1 (Milupa) [2] ***
Aptamil SOM 2 (Milupa) [2] ***
Milumil Soja (Milupa) [3] ***
Humana SL (Humana) [1] ***
Lactopriv (Töpfer) [1][2]**, ***
Enfamil ProSobee Lipil (Mead Johnson) [1] ***

---

1) in Deutschland erhältlich
2) in Österreich erhältlich
3) in der Schweiz erhältlich

** enthält Probiotika
*** enthält neben Milchzucker und Stärke noch andere Zuckerarten (z. B. ☞ Maltodextrin, ☞ Haushaltszucker).

In Amerika wurden Sojaprodukte vor einigen Jahren aus Angst vor Kuhmilchallergien bevorzugt. Man kann jedoch auf Soja ebenso leicht allergisch reagieren wie auf Kuhmilch bzw. reagieren Kuhmilchallergiker auch häufig auf Soja.

Durch die Beliebtheit von Säuglingsnahrung auf Sojabasis hat sich in Amerika die Anzahl der ☞ Soja-Allergiker stark erhöht. Soja-Nahrungen sind weder zur Prävention noch als Therapie bei Kuhmilchallergie – vor allem nicht in den ersten 6 Monaten – geeignet. Doch nicht nur die hohe Allergiehäufigkeit spricht gegen Sojamilch als Basis in der Säuglingsernährung. Soja ist häufig gentechnisch verändert, weshalb biologischen Nahrungen (z. B. Adapta Bio-Soja) der Vorzug zu geben ist. Für Säuglinge erscheint hier doppelte Vorsicht angebracht, denn Langzeitstudien über die Auswirkung von gentechnisch veränderter Nahrung auf den Menschen fehlen bislang.

2er-Nahrungen

Um das vorzeitige Zufüttern von tierischer Milch im 2. Lebenshalbjahr zu verhindern und eine kostengünstigere Nahrung anbieten zu können, bringt die Industrie 2er-Nahrungen auf den Markt. Sie sind als Folgenahrungen gedacht und dürfen ab 2010 erst vom 7. Monat an gegeben werden, wenn bereits 1 bis 2 volle Beikostmahlzeiten fixer Bestandteil der täglichen Kost sind. Denn 2er-Nahrungen können als alleinige Nahrung den Nährstoffbedarf Ihres Kindes nicht decken. Beginnt man mit etwa einem halben Jahr mit

Beikost und führt jeden Monat eine volle Beikostmahlzeit ein, ergibt sich der frühest mögliche Beginn für 2er-Nahrung mit Ende des 8. Monats.

Handelsübliche Folgenahrungen

Adapta 2 (Hero) [3][**][***]
Adapta 2 Bio (Hero) [3][***]
Adapta 2 Sensible (Hero) [3][***]
Alete 2 (Nestlé) [1][**]
Aptamil 2 (Milupa) [1][2][3][*][***]
babydream 2 (Rossmann) [1][***]
babylove 2 Bio (dm) [1][2][***]
Beba Pro 2 (Nestlé) [1][2][3][**][***]
Bebivita 2 (Bebivita) [1][***]
Gittis Bio 2 (Gittis) [2][***]
Hipp 2 Bio (Hipp) [1][2][3]
Hipp 2 Plus (Hipp) [1][2][3][**]
Holle Bio 2 (Holle) [1][2][3][***]
Humana 2 (Humana) [1][2][*][***]
Lactana Bio 2 (Töpfer) [1][**][***]
Lasana 2 (Humana) [1][2][***]
Milasan 2 (Nestlé) [1][***]
Milasan 2 Plus (Nestlé) [1][**]
Milumil 2 (Milupa) [1][2][3][*][***]
Novalac 2 (Sanova) [1][2][***]
Bio Bambini 2 (Sunval) [1][***]

1) in Deutschland erhältlich
2) in Österreich erhältlich
3) in der Schweiz erhältlich

* enthält Prebiotika
** enthält Probiotika
***Diese Nahrungen enthalten neben Milchzucker und Stärke noch andere Zuckerarten (z. B. ☞ Maltodextrin, ☞ Haushaltszucker).

Das enthaltene Milchpulver ist auf den Gehalt an ☞ Schadstoffen kontrolliert und unterliegt den gleichen hygienischen Anforderungen wie Anfangsnahrung.

Im Mineralstoff- und Vitamingehalt ist Folgenahrung der Muttermilch angepasst und liefert davon zum Teil mehr als Anfangsnahrung. Die Eiweißmenge ist im Vergleich zu unverdünnter Kuhmilch verringert, aber die Eiweißzusammensetzung ist der Muttermilch nicht mehr weitgehend angeglichen, sondern entspricht im Großen und Ganzen der von Kuhmilch!

Durch den höheren Stärkeanteil sind 2er-Nahrungen sämiger, aber natürlich auch geringfügig energiereicher als PRE-Nahrungen.
Neben einer größeren Menge an Stärke ist bei manchen Nahrungen auch herkömmlicher ☞ Zucker (Saccharose), Fruchtzucker (Fructose) oder ☞ Honig zugesetzt. Letzterer wird einer Behandlung zur Abtötung von potentiellen Botulismuserregern unterzogen.

Die meisten Hersteller verzichten freiwillig darauf, die gesetzlich erlaubte Menge an Zucker oder Honig zuzufügen, die bei 20 % der gesamten Kohlenhydrate liegt.

Auch wenn die Mengen an Zucker gering erscheinen (etwa 2 g Zucker pro 100 ml), würde Ihr Kind bei einer Trinkmenge von **2 Fläschchen** zu je 250 ml überflüssigerweise **ca. 1 EL Zucker pro Tag** zu sich nehmen! Das prägt den Geschmack des Kindes auf süß, liefert unnötige Kalorien und erhöht zudem das Kariesrisiko!

Vielfach wird nach wie vor zum Verzicht auf Folgenahrungen geraten und dazu, stattdessen bis zum Ende des ersten Lebensjahres PRE- oder 1er-Nahrungen zu verwenden. Dies hing bislang maßgeblich mit dem höheren Energiegehalt zusammen. Seit 1. 1. 2010 müssen die Kaloriengehalte in Anfangs- und Folgenahrungen jedoch gleichermaßen 60 bis 70 kcal pro 100 ml betragen. Bis dahin durften Folgenahrungen bis zu 80 kcal pro 100 ml aufweisen und Anfangsnahrungen bis zu 75 kcal pro 100 ml.

Beim Umstieg auf Familienkost können anschließend an die PRE-Nahrung oder 1er-Nahrung nach dem 1. Geburtstag pasteurisierte Kuhmilchprodukte angeboten werden (Vollmilch, Joghurt, Topfen / Quark).
Diese Vorgangsweise macht 2er-Nahrungen (und vor allem auch 3er-Nahrungen) gänzlich unnötig. Vielfach wird trotzdem im 1. Lebensjahr darauf gewechselt, weil diese kostengünstiger sind und im Gegensatz zu Anfangsnahrungen, die zum Schutz des Stillens nicht beworben werden dürfen, oft für Verkaufsaktionen verwendet werden. 2er-Nahrungen sind für die Industrie ein wesentlicher Umsatzbringer.

Wenn Sie 2er-Nahrungen verwenden wollen, wählen Sie bitte möglichst solche, die nur ☞ Milchzucker und Stärke enthalten. Halten Sie sich bezüglich der Tagesmenge und der Dosierung an die Empfehlungen auf der Packung bzw. an die Angaben des Kinderarztes! Ihr Kind kann sich sonst überessen.

> **Handelsübliche 2er-Nahrungen mit Zusätzen**
> *Alete 2 Vanille (Nestlé)* [1] **, ***
> *Milumil 2 Vanille (Milupa)* [2] *, ***

1) in Deutschland erhältlich
2) in Österreich erhältlich

*   enthält Prebiotika
** enthält Probiotika
***Diese Nahrungen enthalten neben Milchzucker und Stärke noch andere Zuckerarten (z. B. ☞ Maltodextrin).

3er-Nahrungen

Mittlerweile sind auch 3er-Nahrungen erhältlich, die von den Herstellern von 2010 an ab dem 10. Monat bis ins Kleinkindalter empfohlen werden dürfen. Wie der Einsatz von 2er-Nahrungen ist auch die Verwendung von 3er-Nahrungen und der sogenannten Kleinkindmilch überflüssig.

Mit Ende des 1. Lebensjahres erfolgt allmählich die Umstellung auf eine kindgerechte Familienkost, die alle wichtigen Lebensmittel, z. B. Milchprodukte, enthält und keine Spezialnahrungen erforderlich macht.

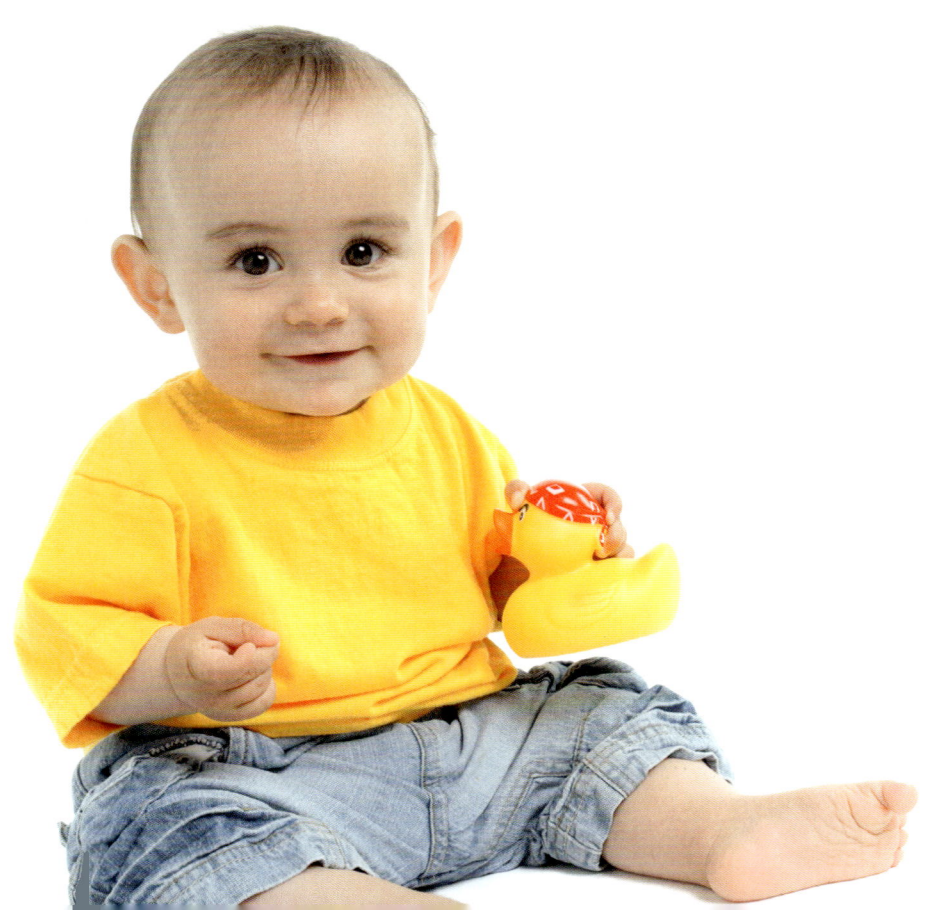

HA-Nahrungen bei erhöhtem Allergierisiko

Beim ☞ Zufüttern in den ersten Lebenstagen bzw. wenn ein erhöhtes ☞ Allergierisiko besteht und nicht gestillt werden kann, muss eine sogenannte HA-Nahrung gegeben werden. Wenn in der Familie jedoch keine allergische Erkrankung vorliegt, wird als Säuglingsnahrung eine ☞ PRE- oder eine ☞ 1er-Nahrung empfohlen.

HA-Nahrung steht für *„hypoallergene"*, also *„weniger allergieauslösende"* Nahrung. Das darin enthaltene Eiweiß ist so stark zerkleinert, dass es der Darm des Kindes meist nicht als artfremd erkennt, sondern wie vorverdaut aufnimmt.
Die HA-Nahrung ist ein hoch verarbeitetes Produkt, das größtmöglichen – aber nicht 100-prozentigen! – Schutz vor Allergien bietet.

> *HA-Nahrungen sind zur Vorbeugung von Allergien geeignet, nicht jedoch zur Therapie einer schon bestehenden ☞ Kuhmilchallergie!*

Eine aktuelle deutsche Studie zeigt, dass HA-Nahrungen, die im 1. Lebenshalbjahr gegeben werden, einen besseren Schutz vor Allergien bieten als herkömmliche 1er-Nahrungen.

HA-Anfangsnahrungen im Handel

Adapta HA 1 (Hero) [3] ***
Alete HA 1 (Nestlé) [1] **, ***
Aptamil HA Pre (Milupa) [1] [3] *
Aptamil HA 1 (Milupa) [1] [2] [3] *
Beba HA Start Pre (Nestlé) [1] [2] [3] **
Beba HA 1 (Nestlé) [1] [2] [3]
Hipp HA Pre Plus (Hipp) [1] [2] [3] **
Hipp HA 1 Plus (Hipp) [1] [2] [3] **
Humana HA Pre (Humana) [1]
Humana HA 1 (Humana) [1] [2] ***
Lactana HA (Töpfer) [1] **, ***
Milasan HA 1 (Nestlé) [1] ***
Milumil HA Pre (Milupa) [1] [2] *, ***
Milumil HA 1 (Milupa) [1] [2] *, ***
Novalac HA (Sanova) [1]

[1] in Deutschland erhältlich
[2] in Österreich erhältlich
[3] in der Schweiz erhältlich

* enthält Prebiotika
** enthält Probiotika
***Diese Nahrungen enthalten neben Milchzucker und Stärke noch andere Zuckerarten (z. B. ☞ Maltodextrin).

Nur wenn Eltern bzw. Geschwister Neurodermitis hatten, war der schützende Effekt der HA-Nahrungen in der Studie nicht nachzuweisen. Dass zwischen dem 6. und dem 12. Lebensmonat durch die Gabe von HA-Nahrungen ein Schutzeffekt besteht, konnte bislang nicht bewiesen werden.
Diese Nahrungen schmecken etwas bitter, werden aber in der Regel von Säuglingen akzeptiert, die vorher keinen anderen Geschmack kennengelernt haben. Sie dürfen laut Vorschrift, auch ☞ Zucker und ☞ Traubenzucker

(Glucose) enthalten um den Geschmack akzeptabler zu machen.

Verwenden Sie bei erhöhtem Allergierisiko zumindest in den ersten 6 Monaten HA-Milch für Ihr Kind.
Wenn Eltern oder Geschwister bereits eine Kuhmilchallergie haben, ist es ratsam, im gesamten 1. Lebensjahr HA-Nahrung zu geben bzw. Getreidebreie mit HA-Nahrung zuzubereiten, falls nicht gestillt werden kann! ☞ Getreide-(Mutter)milch-Brei, Kapitel „2. Beikostmonat", ☞ Seite 134.
Bei „leichtem" Allergierisiko (z. B. Heuschnupfen einer Großmutter) ist das Geben von HA-Nahrungen im 2. Halbjahr vermutlich übertriebene Vorsicht.

HA 2er-Nahrungen
auf dem Markt
Adapta HA 2 (Hero) 3) ***
Alete HA 2 (Nestlé) 1) **
Aptamil HA 2 (Milupa) 1) 2) 3) *, ***
Beba HA 2 (Nestlé) 1) 2) 3) **, ***
Hipp HA 2 Plus (Hipp) 1) 2) 3) **
Humana HA 2 (Humana) 1) 2) *, ***
Lactana HA 2 (Töpfer) 1) **, ***
Milasan HA 2 (Nestlé) 1) ***
Milumil HA 2 (Milupa) 1) 2) *, ***

1) in Deutschland erhältlich
2) in Österreich erhältlich
3) in der Schweiz erhältlich

* enthält Prebiotika
** enthält Probiotika
***Diese Nahrungen enthalten neben Milchzucker und Stärke noch andere Zuckerarten (z. B. ☞ Maltodextrin).

In der Praxis tauchte immer wieder die Frage auf, ob man auf HA-Nahrung zurückwechseln sollte, wenn bereits eine herkömmliche Säuglingsnahrung angeboten wurde, obwohl erhöhtes Allergierisiko bestand. **Zeigen sich ☞ Allergiesymptome, so muss unbedingt der Kinderarzt konsultiert werden!** Er muss feststellen, ob eine ☞ Kuhmilchallergie vorliegt, und dann die nötigen Schritte veranlassen. Wenn hingegen ☞ Kuhmilch als Bestandteil der Säuglingsmilchnahrung, des Breies oder im Gläschen bereits seit mehreren Tagen oder Wochen gut vertragen wurde, können diese Lebensmittel im Speiseplan beibehalten werden.

Spezialnahrungen

Es gibt eine ganze Reihe Spezialnahrungen, die bei besonderen medizinischen Gegebenheiten zum Einsatz kommen. Sie sollen oder müssen vom Arzt verschrieben werden und sind oft nur auf Bestellung in der Apotheke erhältlich. Bevorraten Sie sich immer ausreichend! Eventuell übernimmt Ihre Krankenkasse anfallende Mehrkosten.

Frühgeborenen-Nahrungen
Werden Kinder zu früh geboren, muss auf ihr noch unreifes Verdauungssystem und auf ihren speziellen Nährstoffbedarf Rücksicht genommen werden. Daher benötigen sie in manchen Fällen Spezialnahrungen für ☞ Frühgeborene. Die Zusammensetzungen sind unterschiedlich, lassen Sie sich

daher (in der Klinik bzw.) von Ihrem Arzt beraten.

Frühgeborenen-Nahrungen ***

Alete Fühgeborenennahrung (Nestlé) [1]

Aptamil Prematil (Milupa) [2] *

Aptamil Prematil HA (Milupa) [2]

Aptamil FMS (Milupa) [2]

Beba Frühgeborenennahrung (Nestlé) [1,2,3]

Pre Adapta HA (Hero) [3]

1) in Deutschland erhältlich
2) in Österreich erhältlich
3) in der Schweiz erhältlich

* prebiotisch;
*** Alle Frühgeborenen-Nahrungen enthalten andere Kohlenhydrate als Lactose.

(Abgepumpte) Muttermilch ist für Frühgeborene ausgesprochen wichtig, weil sie eine spezielle Zusammensetzung hat. Soll das Stillen noch angeregt werden, so hilft das ☞ Brusternährungsset beim Verabreichen.

AR-Nahrungen bei Aufstoßen

Sowohl beim gestillten Säugling als auch beim flaschengefütterten Kind sind Spucken und Aufstoßen in gewissem Umfang normal. Bei vielen Babys ist der Verschlussmechanismus zwischen Magen und Speiseröhre in den ersten Lebensmonaten noch nicht ganz ausgereift, weshalb Milch zurückfließt. Spucken Kinder häufig größere Mengen, kann es daran liegen, dass zu viel auf einmal und zu schnell gefüt-

tert wurde oder dass nicht genügend ☞ aufgestoßen wurde. Verteilen Sie in dem Fall die Nahrung auf 5 bis 8 Mahlzeiten pro Tag. Geben Sie entsprechend kleinere Mengen, machen Sie Pausen! Während oder nach der Mahlzeit soll der Kopf des (gestillten) Kindes hochgelagert werden. Erhält das Kind schon Beikost, kann der Beikostbrei mit Reisflocken etwas eingedickt werden. Bieten Sie dann aber zwischen den Mahlzeiten etwas zu trinken an.

Solange Ihr Baby an Gewicht ausreichend zunimmt, besteht kein Grund zur Sorge!
Schreit Ihr Kind jedoch viel und hat es Gedeihstörungen, ist ein Kinderarzt zu Rate zu ziehen!

Der Kinderarzt muss das Kind genauer untersuchen, wenn diese einfachen Maßnahmen nichts nützen. Eventuell wird er eine spezielle „Antireflux"-Nahrung und vereinzelt sogar eine medikamentöse Therapie verordnen.

Bei „Antireflux"- oder AR-Nahrungen handelt es sich um eine Säuglingsnahrung, der Johannisbrotkernmehl oder andere Ballaststoffe (z. B. Reis- oder Maisstärke) als Quellstoff zugesetzt werden. AR-Nahrungen sind umstritten. Einerseits kann es zu einem geringeren Ausmaß des Speiens und somit zur besseren Verfügbarkeit von Nährstoffen kommen. Andererseits zeigt sich, dass der mit Magensäure vermischte, aufgestoßene Speisebrei bei

Gabe von AR-Nahrungen länger in der empfindlichen Speiseröhre bleibt.

Das dürfte auch die Ursache für das vermehrte Hüsteln und Räuspern der Babys sein, die angedickten Speisebrei erhielten.

AR-Nahrungen sollen nur nach Verordnung und unter ärztlicher Beobachtung gegeben werden! Für Kinder mit einem erhöhten ☞ Allergierisiko sind AR-Nahrungen meist nicht geeignet, da sie oft herkömmliches, nicht hydrolysiertes Milchpulver und vereinzelt Johannisbrotkernmehl (bzw. Banane) enthalten.

AR-Nahrungen bei Aufstoßen
Adapta Reflux (Hero) [3]
Aptamil AR 1 (Milupa) [1] [2] [3] *, ***
Aptamil AR 2 (Milupa) [2] [3] *, ***
Beba AR (Nestlé) [1] [2] [3] **
Humana AR [1] [2] ***
Novalac S 1 (Sanova) [1] [2]
Novalac S 2 (Sanova) [1] [2]

1) in Deutschland erhältlich
2) in Österreich erhältlich
3) in der Schweiz erhältlich

** enthält Probiotika
*** Diese Nahrungen enthalten neben Milchzucker und Stärke noch andere Zuckerarten (z. B. ☞ Maltodextrin).

Bei manchen Babys verursacht Johannisbrotkernmehl Durchfall oder Allergien, während Reisstärke zu Verstopfung führen kann.

Von der Firma Humana existiert in Deutschland und Österreich die Nahrung Humana baby-fit, die bei Gewichtsverlust und Spucken eingesetzt werden kann. Aptamil AR 2 und Humana baby-fit enthalten jedoch Zucker.

In Apotheken erhältlich ist auch das Verdickungsmittel Nestargel von der Firma Nestlé, das hauptsächlich aus Johannisbrotkernmehl besteht und Milchnahrungen zugefügt werden kann, sodass man eine eingedickte Nahrung erhält. AR-Nahrungen entsprechen insgesamt nicht den Anforderungen an eine herkömmliche Säuglingsmilchnahrung, weshalb sie nur für kurze Zeit und nur unter ärztlicher Anleitung gegeben werden sollen!

Nahrungen und Maßnahmen bei Durchfall

Bei gestillten Säuglingen ist häufiger, dünnflüssiger, leicht säuerlich riechender Stuhl normal. Von Durchfall spricht man, wenn das Kind mehrmals am Tag ungewohnt dünnflüssigen, übel riechenden Stuhlgang hat.

Ursache einer Durchfallerkrankung sind meist Bakterien, die durch mangelnde Hygiene bei der Zubereitung von Flaschennahrung oder Beikost in die Nahrung des Säuglings gelangt sind und giftige Stoffe gebildet haben. Je nach Menge der Keime und ihrer Toxizität kann es zu einem unterschiedlichen Schweregrad der Erkrankung kommen.

Im Säuglingsalter ist schwerer oder lang anhaltender Durchfall eine lebensbedrohliche Gefahr für das Kind. Seinem Körper geht viel Wasser verloren, es verliert an Gewicht, und das Gleichgewicht der Mineralstoffe im Körper wird gestört.

Daher sollten Sie bei Durchfall unbedingt rasch den Kinderarzt aufsuchen! Beachten Sie immer die Anordnung des Arztes!

Je nach Schweregrad der Durchfallerkrankung sind unterschiedliche Maßnahmen erforderlich:

Bei **leichtem** Durchfall (0 bis 5 % Gewichtsverlust) kann vom Arzt Reisschleim mit Karotten (z. B. ORS 200 der Firma Hipp) verordnet werden.

Gestillte Säuglinge sollen weiterhin gestillt werden. Bekommt das Kind eine Flaschennahrung, ist diese nach Anleitung des Arztes (!) dünnflüssiger anzumischen bzw. auf eine Durchfall-Spezialnahrung zu wechseln.

Bei **mittelschwerem** Durchfall (5 bis 10 % Gewichtsverlust) kann das Kind in den meisten Fällen problemlos weitergestillt werden.

Damit das Kind die erlittenen Wasser- und Mineralstoffverluste wieder ausgleichen kann, werden vom Arzt zusätzlich Elektrolyt-Lösungen gegeben. Im Beikostalter kann eine Beikostpause von etwa 8 bis 12 Stunden angeordnet werden, damit sich der Darm regenerieren kann.

Durchfalls-Nahrungen

Aptamil HN25 (Milupa) [2]
al 110 (lactosefrei) (Nestlé) [3]
Beba sensitive (Nestlé) [1,2,3] [**], [***]
Humana HN (Humana) [1,2] [*], [***], [****]
Humana HN mit MCT (Humana) [1,2] [***], [****]
Milumil Heilnahrung (Milupa) [1] [***]
Novalac D (Sanova) [1,2]

1) in Deutschland erhältlich
2) in Österreich erhältlich
3) in der Schweiz erhältlich

[*]   enthält Prebiotika
[**]   enthält Probiotika
[***]   Diese Nahrungen enthalten neben Milchzucker und Stärke noch andere Zuckerarten (z. B. ☞ Maltodextrin).
[****] enthält Banane

Bei **schwerem** Durchfall (über 10 % Gewichtsverlust) **besteht akute Gefahr** für das Kind, und der Arzt muss die notwendigen Speziallösungen verabreichen und eventuell eine Nahrungspause verordnen. Erkundigen Sie sich bei Ihrer Hebamme oder Stillberaterin, wie diese Phase beim gestillten Kind überbrückt werden kann.

Nach der Akutphase der Durchfallerkrankung darf als Beikost anfangs nur fettfreie Nahrung gegeben werden. Es ist nötig, den Kostaufbau unter Anleitung des Kinderarztes durchzuführen.

Achten Sie auf Hygiene bei der Zubereitung der Nahrung, und verwenden Sie nur abgekochtes Wasser!

Nahrungen bei Blähungen und Verstopfung

Leidet das flaschengefütterte Kind sehr unter Blähungen oder Verdauungsproblemen (Verstopfung), kann der Kinderarzt zu einer Spezialnahrung raten. Die erhältlichen Nahrungen sind im Fettgehalt verändert, sodass der Stuhl weicher wird und sich nach ca. 2 Wochen normalisiert.

Nahrungen am Markt
Aptamil Comfort (Milupa) [2] *, ***
Aptamil Confort 1 (Milupa) [3] *, ***
Aptamil Confort 2 (Milupa) [3] *, ***
Beba sensitive (Nestlé) [2,3]
Milupa Comformil (Milupa) [2] *, ***
Milupa Comformil (Milupa) [2] *, ***
Novalac BK (Sanova) [2] ***
Novalac V 1 (Sanova) [1,2]
Novalac V 2 (Sanova) [1,2]

1) in Deutschland erhältlich
2) in Österreich erhältlich
3) in der Schweiz erhältlich

** enthält Prebiotika
*** Diese Nahrungen enthalten neben Milchzucker und Stärke noch andere Zuckerarten (z. B. ☞ Maltodextrin).

Als diätetische Lebensmittel wären diese Nahrungen, ähnlich wie AR-Nahrungen, besser in der Apotheke aufge-

hoben. Dort sind in Österreich und Deutschland die Nahrungen Novalac BK (bei Blähungen und Koliken) bzw. Novalac V (bei Verstopfung) erhältlich.

Es handelt sich bei diesen Nahrungen in der Zusammensetzung nicht um herkömmliche Anfangs- oder Folgenahrungen laut EU-Richtlinie. Sie sollten daher ausschließlich auf ärztliches Anraten und unter ärztlicher Betreuung gegeben werden.

Semi-Elementar-Nahrungen bei Kuhmilchallergie

Reagiert Ihr Kind auf die Gabe von Säuglingsmilchnahrungen oder Kuhmilchprodukten mit Hautausschlägen oder Verdauungsstörungen, muss vom Kinderarzt bzw. einem Allergologen geklärt werden, ob eine ☞ Kuhmilchallergie vorliegt.

In diesem Fall sind weder PRE- noch HA-Nahrungen geeignet. Wenn nicht gestillt (bzw. relaktiert werden kann) und die stillende Mutter ganz auf Kuhmilchprodukte verzichtet, müssen sogenannte Semi-Elementar-Nahrungen verschrieben werden.

Unter Relaktation versteht man das erneute Ankurbeln des Stillens mit Unterstützung einer Stillberaterin und des ☞ Brusternährungssets nach dem völligen (bzw. teilweisen) Abstillen. Im Falle einer Allergie kann das Relaktieren eine wichtige Möglichkeit sein.

Semi-Elementar-Nahrungen können mehr als 95 % der allergischen Reaktionen verhindern. Leider schmecken sie sehr bitter und werden ungesüßt nicht akzeptiert. Daher werden Semi-Elementar-Nahrungen zumindest mit Vielfachzucker gesüßt.

Nahrungen im Handel
Alfaré (Nestlé) [1) 2)] [***]
Aptamil Pepti (Milupa) [1) *,] [***]
Pregomin (Milupa) [1) 2)] [***]
Damira (Hero) [3)] [***]

---

1) in Deutschland erhältlich
2) in Österreich erhältlich
3) in der Schweiz erhältlich

** enthält Prebiotika
***Diese Nahrungen enthalten neben Milchzucker und Stärke noch andere Zuckerarten (z. B. ☞ Maltodextrin).

Pregomin, das auf der Basis von ☞ Soja und Kollagen produziert wird, enthält zugesetzte ☞ Glucose (siehe ☞ Kapitel *„Mein Kind hat eine Allergie auf Kuhmilch"*, Seite 162).

Die Kosten der Semi-Elementar-Nahrungen werden eventuell von der Krankenkasse getragen.

---

wechselstörungen genauer einzugehen würde den Rahmen dieses Buches sprengen. Als Beispiel sei die Unverträglichkeit von Milchzucker (Lactoseintoleranz) erwähnt.

Normalerweise wird Milchzucker im Darm des Säuglings problemlos gespalten. Wenn dies von Geburt an nicht möglich ist, reagiert das Kind auf die Aufnahme von Milchzucker – egal ob aus Muttermilch oder Tiermilch – mit Durchfall und Erbrechen. Das Kind muss dann eine ☞ lactosefreie Spezialnahrung oder eine ☞ Soja-Nahrung erhalten. Alles, was Milchzucker enthält, muss auf Dauer aus dem Speiseplan gestrichen werden.

Lassen Sie zur Erkennung die altersentsprechenden Untersuchungen vornehmen (☞ Mutter-Kind-Pass, Gesundheitsbüchlein bzw. Kinder-Untersuchungsheft), und wenden Sie sich gegebenenfalls an die Selbsthilfeorganisationen (☞ Adressverzeichnis)!

Nahrungen bei Stoffwechselerkrankungen

Es gibt eine ganze Reihe von Stoffwechselstörungen (z. B. ☞ Galactosämie, PKU etc.), die Spezialnahrungen und eine spezielle Beikostdiät erfordern. Auf alle diese seltenen Stoffwechselstörungen

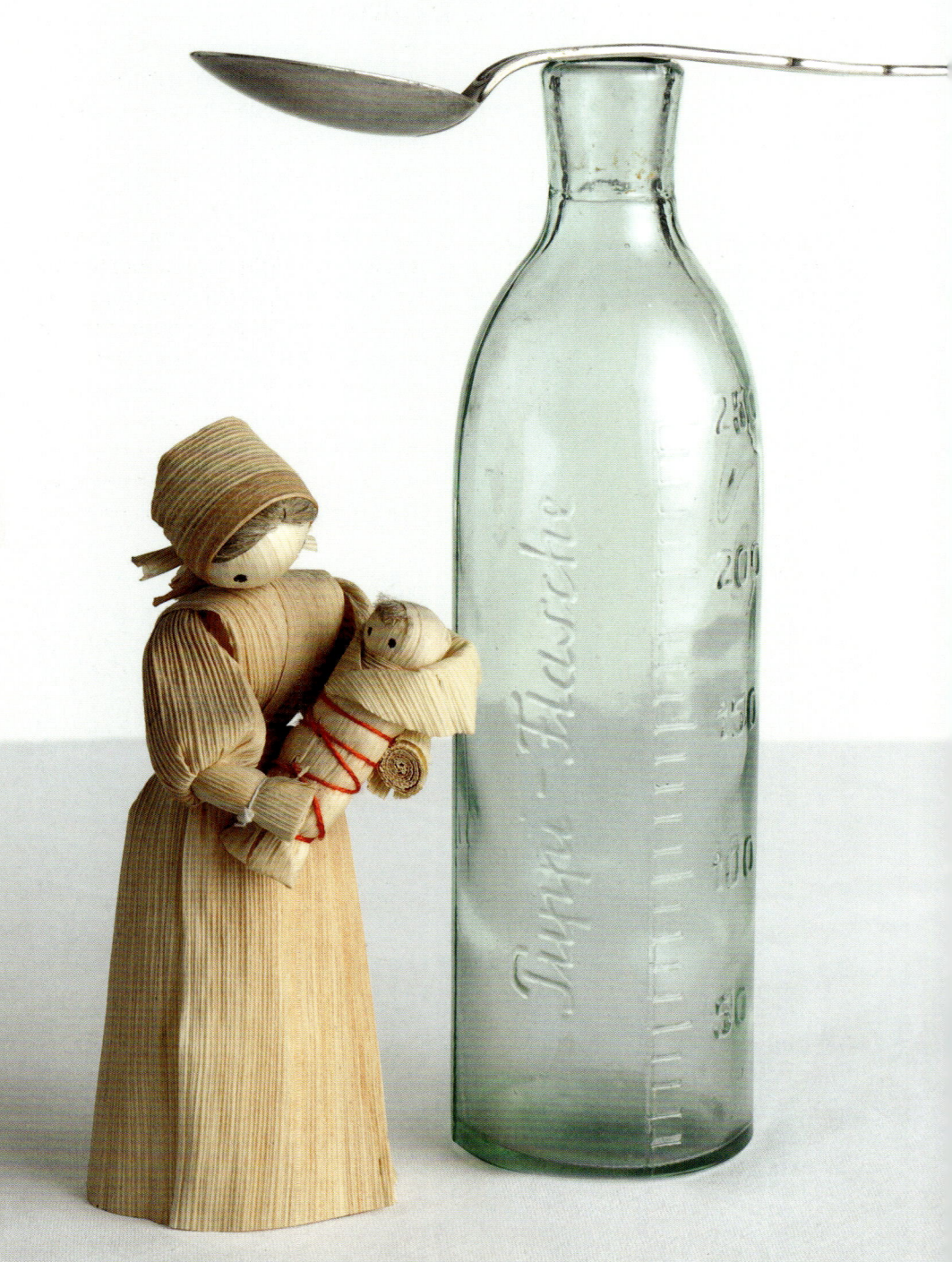

Zubereitung von Säuglingsnahrungen

Dosieren Sie richtig!

Bei der Zubereitung von „Milchmahlzeiten" ist es wichtig, sich beim Dosieren der Säuglingsnahrung nach der Anleitung des jeweiligen Herstellers zu richten. Bei ☞ 1er- und 2er-Nahrungen sind außerdem die empfohlenen Tagesmengen zu berücksichtigen!

Tauchen Sie den Messlöffel des Herstellers locker in die Pulvernahrung, drücken Sie ihn nicht an den Rand, sondern streifen Sie mit einem Messerrücken das lose Pulver ab.

Viele Eltern glauben, dass sie ihrem Kind etwas Gutes tun, wenn sie noch einen Extralöffel Pulvernahrung dazugeben oder einen gehäuften Löffel statt eines glatt gestrichenen Messlöffels nehmen.

Die Dosierungsangaben der Hersteller sind genau berechnet! Falsche Dosierung kann chronische ☞ Verstopfung, ☞ Blähungen oder ☞ Durchfall hervorrufen. Ihr Kind braucht verhältnismäßig viel Flüssigkeit, daher darf und soll die Nahrung so dünnflüssig sein wie Muttermilch!

Zu hohe Dosierung des Pulvers kann zu „Überfütterung" führen. Nimmt Ihr Kind trotz korrekter Zubereitung der Milchnahrung zu stark zu, muss dies unbedingt mit dem Kinderarzt besprochen werden!

2009 änderten die Hersteller ihre Rezepturen und somit auch ihre Anleitungen. Dies ist auch in Zukunft immer wieder möglich.

Damit es nicht zu bösen Überraschungen kommt, ist es ratsam, auf jeder Packung nachzulesen, ob die Dosierungsanleitung gleich geblieben ist.

Sehr großkörniges Säuglingsmilchpulver lässt sich leichter lösen, ist aber unregelmäßiger bei der Dosierung. Gegen Ende der Packung werden die Pulverkörner deutlich kleiner, weil kleine Körnchen (z. B. beim Schütteln) nach unten fallen, deshalb ist mehr Pulver im Messlöffel. Die zubereitete Milchnahrung ist dann ein wenig energiereicher als am Anfang der Packung.

> *Tipp: Transportieren Sie Milchpulverpackungen verkehrt herum (mit dem „Kopf" nach unten)! Vermeiden Sie es, die Packung heftig zu schütteln!*

Säuglingsmilchnahrung passt sich, im Gegensatz zu Muttermilch, die anfangs den Durst, später den Hunger stillt, nicht dem Durstempfinden Ihres Kindes an.

> *Bieten Sie an sehr heißen Tagen oder bei fieberhafter Erkrankung Ihres Kindes möglichst als zusätzlichen Durstlöscher in den ersten 6 Lebensmonaten abgekochtes Wasser an!*

Hygiene hat Vorrang!

Der Darm des jungen Säuglings hat nur eine geringe Fähigkeit, mit den unsichtbaren Kleinstlebewesen, den Bakterien, fertig zu werden. Manche dieser „Mini-Lebewesen" können Krankheiten und Darmbeschwerden (☞ Durchfall) verursachen. Daher ist Hygiene bei der Zubereitung von Säuglingsnahrung besonders wichtig.
Bakterien gelangen vor allem durch unhygienisches Arbeiten in die Nahrung und vermehren sich rasant bei angenehm warmen Temperaturen.
Wenn Sie beispielsweise die Säuglingsmilch mit einem von Ihnen in den Mund genommenen Löffel umrühren, können dadurch Krankheitserreger (z. B. bei Schnupfen und Heiserkeit, aber auch Karies) in ein bislang einwandfreies Fläschchen oder Gläschen kommen. Auf ideale Trinktemperatur erwärmt, finden sich darin bald unzählige dieser „Mini-Lebewesen". Das kann für Ihr Kind gefährlich werden! Ähnlich riskant ist das ☞ Wiedererwärmen von Säuglingsnahrung.

> *Die meisten Bakterien werden bei 60 bis 85 °C (Pasteurisieren) abgetötet, manche aber erst durch Abkochen.*

Die gründliche Reinigung von Geräten und Händen verhindert, dass Krankheitserreger in die Nahrung des Kindes gelangen.

Beachten Sie bitte folgende Punkte:

• Das gesamte **Geschirr, Fläschchen, ☞ Schnuller, Sauger und Besteck** nach Verwendung immer sofort von Milchresten **säubern und in Wasser 5 bis 10 Minuten auskochen** oder im Sterilisator erhitzen!

Ab dem Krabbel- und In-den-Mund-steck-Alter ist nur mehr das Abkochen von Schnullern und Saugern notwendig, wenn sonst gründlich mit heißem Wasser und Spülmittel gereinigt wird. Glasflaschen sollten in der Spülmaschine gereinigt werden, allerdings können sich Spülmittelrückstände auf dem Glas befinden. Schwemmen Sie daher mit heißem Wasser nach.
Die Geräte werden bis zum nächsten Gebrauch mit einem sauberen Tuch abgedeckt.

• Verwenden Sie **keine alten, rissigen ☞ Schnuller!** Rissige Schnuller und Sauger sind ein hygienisches Risiko, denn in den feinen Rissen oder Bissstellen machen es sich Bakterien gern bequem. Deshalb sollen Sauger und Schnuller alle 1 bis 2 Monate erneuert werden.

• **In der Küche und im Kühlschrank** ist Sauberkeit eine generelle Voraussetzung. Bedenken Sie, dass von verfaulten oder verschimmelten Lebensmitteln Bakterien oder Schimmelpilze (auch durch die Luft) auf die Babykost „überwandern" und beim Kind zu Verdauungsbeschwerden führen können.

- **Reinigen Sie vor jeder Mahlzeit gründlich die Hände,** insbesondere wenn Sie auf Krankenbesuch, beim Arzt bzw. mit öffentlichen Verkehrsmitteln unterwegs waren. Handtücher, Geschirrtücher oder Wischtücher sind oftmals Brutstätten von Bakterien und sollten deshalb häufig gewechselt und bei 95 °C gewaschen werden.

Die Wasserqualität zählt!

Anfangs- und Folgenahrungen werden mit Wasser zubereitet. Täglich nimmt der Säugling bis zu 900 ml Flüssigkeit zu sich, wobei im Beikostalter die Trinkmenge auf bis zu 400 ml sinken kann, wenn durch ca. 500 ml wasserreiche Beikost ergänzt wird.
Deshalb ist die Qualität des Wassers von großer Bedeutung – egal ob es als Getränk oder nur zur Zubereitung von Säuglingsnahrung verwendet wird. Es muss durch ☞ Abkochen von evtl. vorhandenen Bakterien befreit werden. Beherzigen Sie folgende Richtlinien:

- **Das Wasser muss immer frisch sein!**
Lassen Sie das Wasser, das länger als 4 Stunden in der Leitung gestanden hat, immer laufen, bis es kälter ist. Verwenden Sie es erst dann zur Zubereitung von Säuglingsnahrung.
Sie können das „erste" Leitungswasser (Hahnenwasser) für anderes nutzen, z. B. zum Blumengießen oder Putzen.
Trinkwasser **aus alten Bleirohren oder Wasser aus Kupferrohren,** das einen pH-Wert von unter 7,3 hat und gleich-

zeitig sehr hart ist (Härtebereich 4 für Waschmittel oder dt. Härtegrad über 21), darf nicht für die Zubereitung von Säuglingsnahrung verwendet werden.

- Sie sollten Leitungswasser für die Zubereitung von Säuglingsnahrung nur benutzen, wenn der **Nitratgehalt weniger als 30 mg pro Liter** beträgt. Genaue, aktuelle Auskunft über Ihr Leitungswasser erhalten Sie beim zuständigen Wasserwerk.

Ab etwa 60 mg ☞ Nitrat – vor allem bei Konzentrationen von über 100 mg pro Liter – können Kinder an ☞ **„Blausucht"** (Methämoglobinämie) erkranken. Dabei verfärbt sich die Haut blau, und sie ersticken quasi „von innen".
Denn Nitrat, das durch Auswaschung der Böden (z. B. nach Düngung) ins Grundwasser gelangen kann, bindet sich an die roten Blutkörperchen und verhindert den Sauerstofftransport im Blut. Säuglinge sind sehr anfällig, weil das Nitrat noch ungehindert in den Körper gelangt. Vorsicht ist geboten!

Wasser aus einem Hausbrunnen kann viel Nitrat enthalten und beim Säugling eventuell „Blausucht" auslösen! Verwenden Sie Wasser aus Hausbrunnen nur, wenn dieses hygienisch einwandfrei ist, regelmäßig auf den Nitratgehalt hin kontrolliert wird und weniger als 30 mg Nitrat pro Liter enthält.

• Entspricht Ihr Leitungswasser nicht diesen Voraussetzungen, dann sollten Sie abgekochtes, **„babytaugliches" Mineralwasser** verwenden. Viele natürliche Mineralwässer entsprechen aufgrund ihrer Zusammensetzung den gesetzlichen Anforderungen und tragen die Bezeichnung „geeignet für die Zubereitung von Säuglingsnahrung".

In Österreich sind die bekanntesten Marken Frankenmarkter, Silberquelle und Vöslauer. Die beiden letzteren liegen etwas über den strengen deutschen Richtwerten für den Urangehalt (siehe auch www.foodwatch.de).

Für die Zubereitung von Säuglingsnahrung dürfen in Österreich im verwendeten Mineralwasser folgende Höchstwerte an Mineralstoffen nicht überschritten werden:

Höchstwerte Babywasser	
Natrium	< 20 mg/l
Jodid	< 0,1 mg/l
Kalium	< 10 mg/l
Sulfat	< 240 mg/l
Calcium	< 175 mg/l
Nitrat	< 10 mg/l
Magnesium	< 50 mg/l
Nitrit	< 0,02 mg/l
Fluorid	< 1,5 mg/l
Hydrogencarbonat	< 550 mg/l
Chlorid	< 50 mg/l

Quelle: Österreichisches Bundesrecht: Geamte Rechtsvorschrift für Mineral- und Quellwasserverordnung, Fassung vom 24. 9. 2009.

In der Schweiz zählen zu den geeigneten Wässern für Babys Evian, Fontessa Elm, Henniez bleue, Volvic, Vittel „Bonne Source".

Für deutsche Mineralwässer liegt der Höchstwert von Fluorid bei 0,7 mg/l. Mangan darf zudem 0,05 mg/l, Arsen 0,005 mg/l und Uran 0,002 mg/l nicht übersteigen. Nähere Infos erhalten Sie beim Verband deutscher Mineralbrunnen (☞ Adressverzeichnis).

Durch das Abkochen wird Mineralwasser, egal ob „prickelnd" oder „mild", ganz frei von Kohlensäure, die für Säuglinge nicht geeignet ist. Sie entweicht beim Erhitzen.

In der Babyabteilung mancher Supermärkte sind auch andere spezielle Tafelwässer erhältlich. Meist sind sie teurer, aber nicht unbedingt besser als die „babytauglichen" Markenwässer.

Fläschchen-Qualität

In letzter Zeit sind Säuglingsfläschchen aus Kunststoff aufgrund ihres Gehaltes an Bisphenol A in Verruf gekommen. Dieses wird als Material für Polycarbonat-Kunststoffe verwendet und kann in vielen Plastikprodukten (in Babyflaschen, Trinkbechern, Plastikgeschirr, Schnullern) enthalten sein.

Versuche mit Mäusen führten unter Aufnahme von größeren Mengen an Bisphenol A zu widersprüchlichen Ergebnissen. Manche zeigten eine ausgeprägte Übergewichts-Entwicklung.

Europäische und amerikanische Behörden und Institutionen für Lebensmittelsicherheit sehen bei derzeitigem Wissensstand und üblicher Verwendung keine Gesundheitsgefahr für Babys und Kleinkinder. Aus Schnullern scheint sich der Stoff jedoch zu lösen. Bei verschiedenen Untersuchungen konnte in haushaltsüblich erwärmtem Fläschcheninhalt kein Bisphenol A nachgewiesen werden. **Trübe Fläschchen sind** jedoch **immer zu ersetzen.** Verunsicherte Eltern können auf Trinkflaschen aus Glas wechseln. Im Handel werden auch Flaschen aus Polyethersulfon angeboten. Dieser Stoff ist allerdings noch weit weniger untersucht.

1 x 1 der Zubereitung

Säuglingsnahrungen sollen entsprechend der Anleitung auf der Packung immer frisch und heiß zubereitet werden. Achten Sie darauf, die fertige Nahrung immer im kalten Wasserbad oder unter Fließwasser auf Körpertemperatur abkühlen zu lassen, damit sich Ihr Kind nicht daran verbrennt.
Kontrollieren Sie die Temperatur der noch einmal geschwenkten Flasche durch Prüfen einiger Tropfen auf Ihrem Handgelenk.

• So erfolgt die Zubereitung in der Regel: Meist wird vom Hersteller empfohlen, zuerst 2/3 des temperierten Wassers in die Flasche zu füllen, **mit dem abgemessenen Pulver zu schütteln** und dann das restliche Wasser da-

zugeben und nochmals kräftig zu schütteln. Gegebenenfalls noch auf Trinktemperatur abkühlen lassen!
Dabei ist immer die Handgelenksprobe zu machen, damit sich das Kind nicht an zu heißer Nahrung verbrennt. In der Praxis dauert die Zubereitung jedoch lange und ist vor allem, wenn das Baby schon ungeduldig schreit, anstrengend.

Es gibt aber ein paar Tricks, die eine raschere Zubereitung bei gesunden, älteren Kindern ermöglichen. Die nächsten 3 Punkte sind nicht für junge, kranke oder frühgeborene Babys geeignet:

• Zur raschen Zubereitung können Sie etwa 1/4 bis 1/3 des frisch kochenden Wassers mit 3/4 bis 2/3 vorher abgekochtem, kaltem **Wasser mischen.**
Letzteres kann z. B. als überschüssiges morgendliches Kaffee- oder Teewassers erkaltet in Flaschen gefüllt und im Kühlschrank aufbewahrt werden.

• Folgende Empfehlung einer Leserin eignet sich gut für unterwegs: Zubereitung mit abgekochtem, heißem **Wasser aus der Thermoskanne** kombiniert mit vorab gekochtem, abgekühltem Wasser aus der Glasflasche.

• Manche Babys reagieren mit ☞ **Blähungen** auf den Schaum, der beim Schütteln entstehen kann. In dem Fall ist es besser, die verschlossene Flasche zu rollen oder mit einem langen Löffel kräftig umzurühren, um das Pulver gut aufzulösen.

• Für die Zubereitung unterwegs und nachts empfiehlt es sich, **das Pulver vorzuportionieren.** Es gibt dafür spezielle Behälter. Nachts kann es sonst zu falscher Dosierung kommen, wenn das Zählen im schlaftrunkenen Zustand nicht so gut funktioniert.

• Sie füttern kleine Kinder am besten **in der Armbeuge (Wiegegriff)** – nicht im Liegen. Achten Sie darauf, dass Sie Ihr Kind Körper an Körper halten. Wechseln Sie die Seite denn das unterstützt die Augenkoordination des Babys und halten Sie Blickkontakt.
Ihr Kind sollte nicht durch ständig wechselnde Bezugspersonen gefüttert werden. Wählen Sie max. 1 bis 2 Personen, die Sie im Normalfall entlasten.

• Achten Sie darauf, **ausreichend Hautkontakt** zu schenken, wenn Sie die Flasche geben. Wenn nicht gestillt wird, fehlen dem Baby oft die Berührungen. Kuscheln bzw. liegen Sie so häufig wie möglich Haut an Haut mit dem Baby. Auch Babyschwimmen ist eine gute Gelegenheit (speziell für Väter), seinem Kind körperlich nahe zu kommen.
Babys sollten auch viel in Tragehilfen (z. B. im Tragetuch) getragen werden. Das beruhigt und sorgt für Nähe.

Vorab-Zubereiten und Wiedererwärmen

Vermeiden Sie möglichst die komplette Vorab-Zubereitung des Fläschchens. Nehmen Sie bitte Ihrem Kind zuliebe die längere Zeit für frische Zubereitung in Kauf und achten Sie so gut wie möglich auf frühe ☞ Hungerzeichen.

Das komplette Zubereiten der Milchnahrung vorab, das darauf folgende Wiedererwärmen oder ☞ Warmhalten wird generell nicht empfohlen! Es soll insbesondere bei empfindlichen oder kranken Kindern tunlichst vermieden werden, da Säuglingsmilchnahrung ein wunderbarer Nährboden für Bakterien ist.

In der Praxis wird das Vorab-Zubereiten in Ausnahmefällen angewendet. Dann sind Vorsichtsmaßnahmen unbedingt einzuhalten, sonst können ☞ Blähungen oder ☞ Durchfall die Folge sein:

• Achten Sie bei der Zubereitung auf alle zuvor beschriebenen Hygienemaßnahmen!

• Kühlen Sie die zubereitete Milchnahrung rasch unter fließendem kalten Wasser und bewahren Sie die verschlossene Flasche sofort im Kühlschrank bei maximal 4 °C auf! Im Kühlschrank gibt es unterschiedlich kalte Zonen. Stellen Sie die Flasche unten an die hintere Wand. Der Platz in der Tür ist „relativ warm", wenn der Kühlschrank öfters geöffnet wird.

• Bewahren Sie die fertige Nahrung maximal für 8 Stunden auf!

• Erwärmen Sie bei Gebrauch nur auf Handwärme, damit die empfindlichen Vitamine nicht allzu sehr in Mitleidenschaft gezogen werden! Beim Erwärmen können Sie sowohl Wasserbad, Fläschchenwärmer als auch ☞ Mikrowelle verwenden. Die Mikrowelle arbeitet rasch, vitaminschonend und ohne typischen Aufwärmgeschmack. Dabei soll die Milch im Fläschchen ohne Sauger erwärmt werden.

Der große **Nachteil der Mikrowelle** besteht vor allem in der ungleichmäßigen Erwärmung. „Hitzenester" können **Verbrennungen** verursachen, während Bakterien sich in „Kältenestern" ungestört vermehren können. **Das Wasserbad ist daher sicherer.**

Das Kind kann sich an den heißen „Nestern" in der mikrowellenerwärmten Nahrung verbrennen. Schwenken Sie die Flasche, kontrollieren Sie die Temperatur, wärmen Sie eventuell nach und kontrollieren Sie nach dem Schütteln nochmals die Temperatur!

Häufige Fragen zur Flaschenkost

Was muss ich bei Probepackungen beachten?

Früher wurden Mütter bei der Geburt mit Probepackungen für Anfangsnahrung eingedeckt und dadurch oft vom Stillen abgehalten. Aufgrund einer EU-Richtlinie ist heute diese Praktik ohne ausdrückliche Zustimmung der Mutter verboten.

In Entbindungsstationen werden jetzt stattdessen Anforderungskarten für diverse Werbegeschenke verteilt. Wenn Sie Ihre Adresse für Werbezwecke hergeben, kontrollieren Sie bitte, was man Ihnen zugeschickt hat.

Meistens werden Gratisproben der wenig empfehlenswerten 2er-Nahrungen versandt. Wir haben erfahren, dass manche Mütter von allergiegefährdeten Kindern Proben normaler 2er-Nahrung erhielten, obwohl sie das Allergierisiko ihres Kindes bekannt gegeben hatten. Außerdem erzählte uns eine Mutter, dass sie zuckerhältige 2er-Nahrungsproben erhielt, ohne dass der Zuckergehalt auf dem Päckchen vermerkt war. Schließen Sie daher immer vom Inhalt der Großpackung auf die Zusammensetzung einer Probe!

Kann ich zu einer anderen Marke wechseln?

Säuglingsnahrungen derselben Gruppe (☞ PRE-, 1er- oder 2er-Nahrung) sind einander relativ ähnlich. Wenn Ihr Kind eine Marke weniger zu mögen scheint, können Sie einen Wechsel versuchen. Manchmal ist dies von Erfolg gekrönt. Umgekehrt kann ein Wechsel von der gewohnten Marke zu einer anderen möglicherweise eine schlechtere Verträglichkeit mit sich bringen. Vermeiden Sie zuckerhaltige 2er-Nahrungen.

Mein Kind verweigert die Flasche!?

Manchen Kindern fällt der Umstieg auf eine neue Nahrung, die in solch ungewohnter „Verpackung" angeboten wird, schwer. Kinder wissen einfach, wie wunderbar Muttermilch schmeckt und profitieren gern möglichst lange davon. Sollten Sie jedoch ☞ abstillen müssen oder unbedingt wollen, dann könnte ein Zwischenschritt darin bestehen, dass Sie die gewohnte Muttermilch ☞ abpumpen und in der Flasche anbieten, bevor Sie auf Säuglingsnahrung umsteigen.

Wenn Ihr Kind die Flasche verweigert, kann das ebenso an der ungewohnten Form des Saugers liegen.

Haben Sie Ihr Kind lange gestillt, können Sie die Milchnahrung auch direkt aus der Tasse bzw. Lerntasse anbieten und die Phase der Flaschenfütterung überspringen.

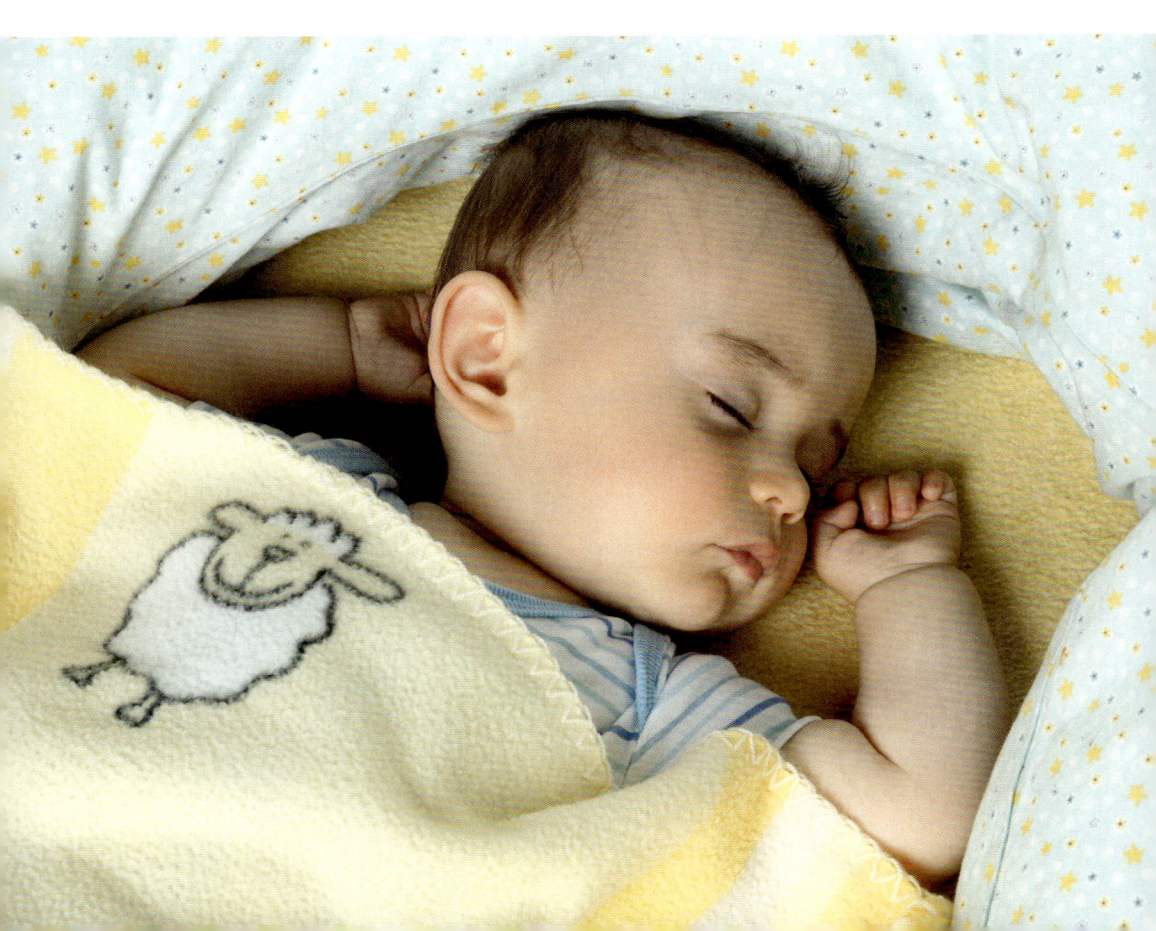

Mein Kind braucht die Flasche zum Einschlafen!?

Manchmal werden Babys mit einer Milch- oder Saftflasche ins Bett gelegt, damit sie besser einschlafen. Diese Vorgangsweise ist auf Dauer sehr schädlich. Denn Kinder, die dauernuckeln, behalten die ganze Zeit über süße Nahrung (mit Milch-, Frucht- oder Haushaltszucker) in der Mundhöhle. Bakterien lieben diese süße Umgebung und siedeln sich gerne an den ungeschützten Milchzähnchen an.

Gewöhnen Sie Ihr Kind am besten gar nicht daran, im Bett zu trinken! Lassen Sie ältere Babys zumindest einen Schluck Wasser nachtrinken (☞ Zahnpflege).

So nimmt Karies nicht schon im Kleinkindalter überhand und der Zahnarztbesuch wird nicht zum schmerzvollen Erlebnis. Kinder, die an der Flasche einschlafen, sind nachts unruhiger, wenn sie erwachen und Mutter und Flasche nicht mehr da sind. Das zeigen neueste Studien.

Mein Kind verlangt nachts mehrmals die Flasche!?

In den ersten Monaten haben Kinder oft nachts Hunger, denn sie brauchen gleichmäßig über Tag und Nacht verteilt Energie für das intensive Wachs-

tum. Bei plötzlichen Wachstumsschüben verlangen auch ältere Kinder nachts (wieder!) nach der Flasche.

Vor allem wenn das Kind davor schon durchgeschlafen hat, kann das für die Eltern eine große Belastung sein.

Viele versuchen deshalb, die Zeit für die Zubereitung möglichst kurz zu halten. Eventuell hilft es, abends einen energiereicheren ☞ Getreidebrei zu geben. Manchmal lässt sich statt Milchnahrung problemlos abgekochtes Wasser oder ungesüßter Kräuter- oder Früchtetee in die Nachtflasche füllen. Im Sinne der späteren ☞ Zahnpflege ist dieser Wechsel sinnvoll.

Oft ist Durst der eigentliche Grund der Unruhe, besonders wenn die Luftfeuchtigkeit in geheizten oder sommerlich heißen Räumen zu niedrig ist.

Luftbefeuchter oder feuchte Tücher, die im Raum über Nacht trocknen, schaffen Abhilfe. Bei großer nächtlicher Unruhe kann auch eine Änderung des Schlafplatzes (Verstellen des Kinderbettes) zielführend sein.

Mein Kind hat Verstopfung, was soll ich tun?

Wenn der Stuhl mehrere Tage ausbleibt, ist das bei ausschließlich gestillten Kindern nichts Ungewöhnliches. Ein gestilltes Kind kann „7-mal am Tag oder alle 7 Tage einmal" Stuhlgang haben. Und selbst davon gibt es noch Ausnahmen, die keine „Erkrankung" sein müssen. Im Flaschen- oder Beikostalter kann es zu Verstopfung und hartem Stuhl kommen, wenn die Aufnahme von Flüssigkeit zu gering ist.

Manche Mütter meinen es „zu gut" und geben bei der ☞ Dosierung von Milchfertignahrungen zu viel Pulver in die Flasche. Auch Andicken der Milchnahrung mit Reisflocken kann Verstopfung verursachen.

> *Achten Sie auf die richtige Dosierung, und vermeiden Sie ☞ stuhlfestigende Zutaten (Banane, Reis). Bieten Sie darüber hinaus und besonders bei erhöhtem Flüssigkeitsbedarf (bei großer Hitze, Fieber) genügend ☞ Getränke an.*

Sollte sich daraufhin keine Verbesserung zeigen, sprechen Sie bitte mit Ihrem Kinderarzt, er kann ☞ Spezialnahrung gegen Verdauungsbeschwerden und Blähungen anraten.

Wie kann ich Blähungen vermeiden?

Leidet das flaschengefütterte Kind unter ☞ Blähungen, sollten Sie darauf achten, dass das Kind nicht zu rasch trinkt. Lassen Sie immer ausreichend ☞ aufstoßen (auch zwischendurch),

und legen Sie vielleicht eine Pause ein, z. B. um das Kind zu wickeln.

Um Schaumreste zu vermeiden, die durch verschluckte Luft Bauchdrücken verursachen können, sollten Sie die Flasche rollen statt schütteln. Oder Sie rühren das Pulver mit einem langen Löffel um.

> *Oft schluckt das Kind auch deshalb Luft, weil das Saugloch zu groß ist und die Nahrung bei umgedrehter Flasche herausläuft, anstatt langsam – etwa im Sekundenabstand – heraustropft.*

Manche Kinder vertragen die Zusammensetzung bestimmter Nahrungen nicht. Wechseln Sie evtl. die Marke. Fragen Sie unbedingt Ihren Kinderarzt um Rat, wenn die Blähungen andauern. Er kann eine ☞ Spezialnahrung gegen Blähungen empfehlen! Achtung: Diese Nahrungen sollten nur unter ärztlicher Anleitung gegeben werden.

Mein Kind erbricht häufig!?

Ab und zu vertragen Kinder industrielle Kuhmilch- oder Soja-Nahrung nicht, weil sie auf einzelne Zutaten empfindlich reagieren oder weil der natürliche Verschlussmechanismus des Mageneingangs noch nicht ganz ausgereift ist. Es kann zu mehrfachem, schwallartigem Erbrechen kommen.

Fragen Sie Ihren Kinderarzt um Rat. Wenn das auch bei einer Spezialnahrung gegen Erbrechen der Fall ist, ist es notwendig, nochmals ärztliche Hilfe in Anspruch zu nehmen.

Ab wann soll ich eine Lerntasse anbieten?

Das Trinken aus der Tasse hat den Vorteil, dass Kinder nicht ☞ „dauernuckeln" können. Zwischen dem 6. und dem 8. Monat sind die meisten Kinder fähig, aus einer Tasse zu trinken, die für sie gehalten wird.

Mit 12 Monaten gelingt es ihnen oft schon, eine Schnabeltasse selber zu halten und wie die Großen zu trinken. Die motorische Entwicklung ist jedoch von Kind zu Kind unterschiedlich.

Gestehen Sie Ihrem Kind deshalb sein persönliches Tempo der Entwicklung zu. Es gewinnt Sicherheit daraus, langsam und seinem Rhythmus gemäß lernen zu dürfen. Viele Kinder trinken im 2. und 3. Lebensjahr noch gerne aus der Flasche, das Saugen bedeutet einen vertrauten Genuss. Bieten Sie in diesem Fall Tasse und Flasche im Wechsel an, bis Ihr Kind bereit ist, auf die Flasche zu verzichten.

Kann ich das Fläschchen warmhalten, wenn mein Kind einschläft?

Das Warmhalten von zubereiteter Säuglings(milch)nahrung in Fläschchenwärmer oder Thermoskanne ist unbedingt zu vermeiden.

Nahrungen müssen für jede Mahlzeit frisch zubereitet werden. **Reste von zubereiteten Nahrungen dürfen nicht für die nächste Mahlzeit aufgehoben, sondern müssen weggeworfen werden.**

Denn so keimarm Pulver für Säuglingsnahrung auch ist, es ist nicht keimfrei. In den letzten Jahren gab es ca. 70 Rückholaktionen von Herstellern. Obwohl in der Regel sicher, kann es doch auch zur Übertragung von Krankheitserregern oder zum Fehlen nötiger Nährstoffe bzw. zu Verunreinigungen (z.B. 3-MCPD-Fettsäure-Ester, Melamin) kommen. **Es kann keinesfalls empfohlen werden, vorab zuzubereiten.**

Sind Tee- oder Wasserfläschchen zusätzlich nötig?

Bei normalen Temperaturen wird der Durst Ihres Kindes durch Muttermilch oder PRE-Nahrung ausreichend gestillt und es bekommt gleichzeitig die wichtigen Nährstoffe. Im ersten halben Jahr ist daher keine zusätzliche Gabe von Tee oder Wasser nötig. Ja, sie könnte sogar einen nachteiligen Effekt haben, weil das Kind mit Nährstoffen unterversorgt wäre.

Die Trinkmenge kann jedoch von 800 bis 900 ml Milchnahrung mit etwa einem halben Jahr auf 300 ml mit einem Jahr sinken. Dann müssen wasserreiche Beikost bzw. noch zusätzlich Getränke angeboten werden.

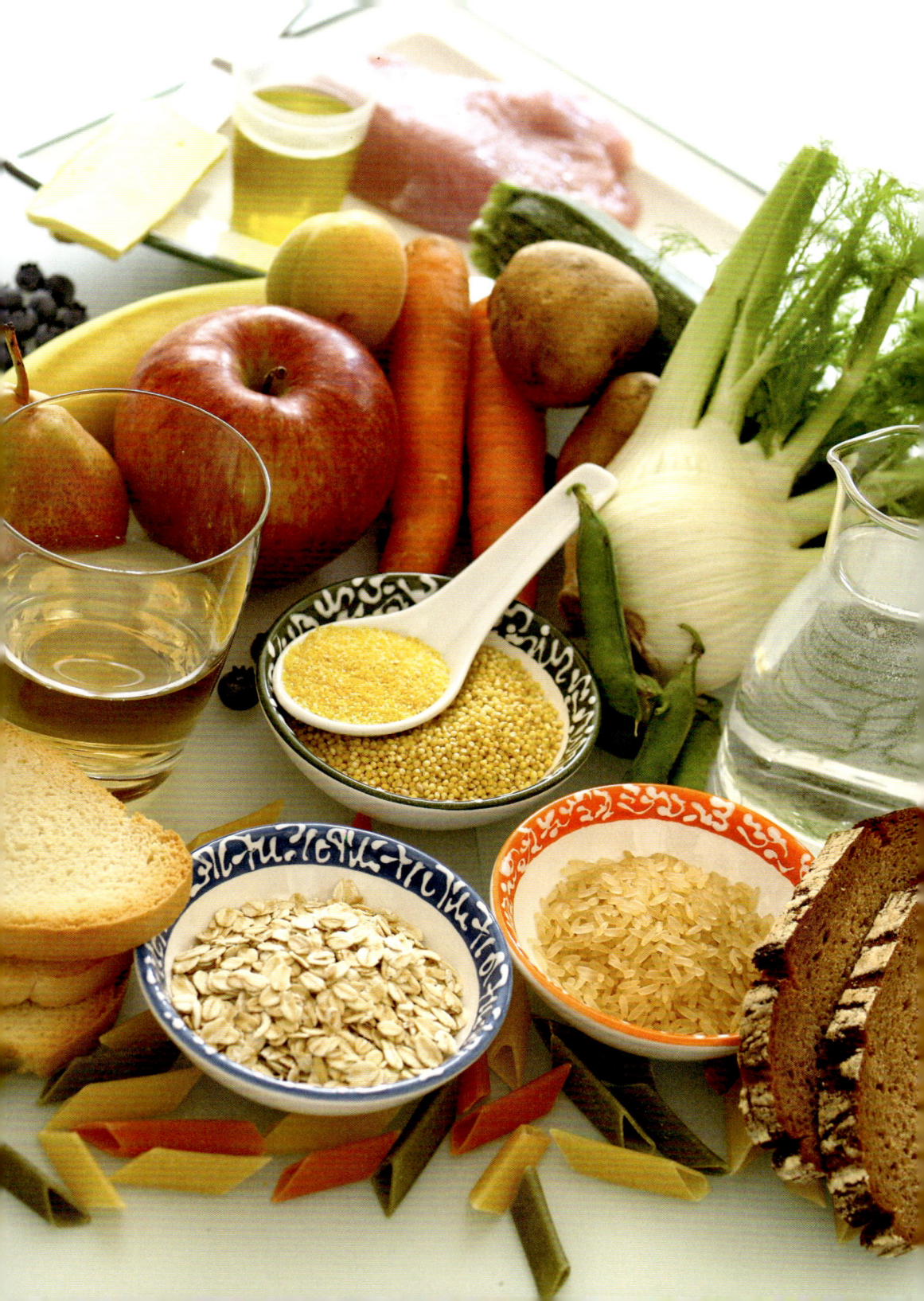

BEIKOST – NEUE VIELFALT

Als Beikost wird die Nahrung bezeichnet, die zu Muttermilch (oder Säuglingsflaschennahrung) „beigefüttert" wird. Muttermilch bleibt auch im 2. Lebenshalbjahr das wichtigste Lebensmittel und wird durch Beikost ergänzt. Dabei spielt es keine Rolle, ob es sich um Getränke (Säfte, Tee) oder um Breie (aus Obst, Gemüse, Fleisch oder Getreideflocken) handelt.

Die Beikostphase bildet einen Übergang zwischen ausschließlicher Milchnahrung und der Familienkost.
In dieser Zeit beginnt Ihr Kind langsam den Löffel und Fingerfood zu entdecken. Achten Sie auf das Kapitel „1x1 des Zufütterns" (☞ Seite 89). Es hilft Ihnen bei den ersten Schritten und ermöglicht es Ihnen, häufige Fehler zu Beginn zu vermeiden.

Beikostbeginn

In den ersten Lebensmonaten ist es relativ einfach, das Kind zu versorgen. Hunger und Durst werden ausschließlich durch Muttermilch oder Säuglingsmilchnahrung gestillt.
Mit etwa einem halben Jahr sind die meisten Kinder von ihrer Entwicklung her beikostreif. Ihre vermehrte Aktivität kann zu einem höheren Bedarf an Eiweiß, Mineralstoffen und Vitaminen führen, sodass der Beikostbeginn sinnvoll erscheint.

Empfehlungen für den Beikostbeginn

Beginnzeiten für die Beikost werden von Zeitschriften, Büchern, Freundinnen, älteren Verwandten, Stillberaterinnen und Ärzten, Gremien und Herstellern von Säuglingsnahrung – kurz von allen Seiten – zur großen Verwirrung der Eltern – unterschiedlich angegeben. Das liegt zum Teil daran, dass sich die wissenschaftlichen Erkenntnisse und daher auch die Empfehlungen in den letzten Jahrzehnten stark verändert haben.
Zu Zeiten unserer Mütter war eine frühe Beikostgabe („ab der 6. Woche") notwendig, wenn nicht gestillt wurde, denn die damalige, industriell gefertigte Säuglingsmilchnahrung war in der Zusammensetzung der Vitamin- und Mineralstoffe noch sehr unausgewogen.
Seit März 1999 verhindert eine EU-Verordnung die allzu frühe Beikostgabe. Es darf vom Hersteller seither nur mehr Beikost angepriesen und verkauft werden, die für Säuglinge frühestens ab dem 5. Monat bestimmt ist. Leider findet sich auf den Produkten im Regal

der Aufdruck ☞ „nach dem 4. Monat". Die große Ziffer 4 verführt doch manche Eltern dazu, zu früh, nämlich schon im 4. Lebensmonat, Beikost zu geben.

Das Forschungsinstitut für Kinderernährung in Dortmund empfiehlt, frühestens im 5. Monat und spätestens Anfang des 7. Monats mit Beikost zu beginnen. Auch die Gremien der Kinderärzte in den deutschsprachigen Ländern schließen sich dieser Empfehlung an, raten aber gleichzeitig (wie die WHO) dazu, sofern möglich, 6 Monate ausschließlich (also ohne Gabe von Beikost) zu stillen.

Seit 2001 empfiehlt die WHO 6 Monate ausschließlich zu stillen und einen Beikostbeginn ab dem 7. Monat, während weiter ergänzend gestillt wird. Langes Stillen schützt Ihr Kind auch später vor Erkrankungen und Spitalsaufenthalten. Stillen ist und bleibt das Beste!

Auch die La Leche Liga und andere Stillorganisationen sprechen von einem wünschenswerten Beikostbeginn ab einem halben Jahr. Dies ist vor allem bei gestillten Kindern praktisch (aber auch bei flaschengefütterten Kindern möglich), weshalb ich einen Beikostplan für gestillte Kinder beispielhaft ab dem 7. Monat erstellt habe.

Vom richtigen Zeitpunkt

Ihr Kind wird selber mit ca. einem halben Jahr den optimalen Beginn seines Beikostalters signalisieren. Bei manchen Kindern ist dies schon im 5. oder 6. Monat der Fall, bei anderen erst im 8. oder vereinzelt sogar noch später.
Wenn Ihr Kind gestillt wird, gesund ist und gut gedeiht, ist es möglich, zu seinem persönlichen Zeitpunkt mit der Beikost zu beginnen.
Beginnen Sie jedoch frühestens im 5. Lebensmonat (nach der 17. Woche). Denn erst mit Anfang des 5. Monats ist die Entwicklung des Darmes und der Nieren so weit vorangeschritten, dass neue Lebensmittelbestandteile gut verkraftet werden könnten.

Doch spucken viele Kinder in diesem Alter die Beikost wieder aus, weil der Zungenstreckreflex noch überwiegt oder der Kau- und Beißimpuls noch nicht voll ausgebildet ist.
Die Zunge kann breiige Speisen noch nicht zur Speiseröhre transportieren, ohne dass viel „daneben" landet. Daraus schließen Eltern oft, dass der Brei nicht geschmeckt habe, und sie probieren verfrüht und unnötigerweise eine Vielzahl von Lebensmitteln aus, für die ihr Kind noch nicht reif ist.
Manche Eltern scheint es mit besonderem Stolz zu erfüllen, wenn sie es schaffen, ein widerstrebendes Kind mit Beikost zu füttern. Dreht das Kind den Kopf weg oder schlägt sogar oftmals gegen den Löffel, ist dies ein ernstzunehmendes Zeichen der Ablehnung.

Keinesfalls sollte Beikost als Breiflasche angeboten werden, bevor das Kind von seiner Entwicklung her für Löffelkost reif ist, außer dies wird vom Kinderarzt aufgrund des Gewichtsverlaufes ausdrücklich angeraten.

Vor dem 7. Lebensmonat mit Beikost anzufangen ist in vielen Fällen nicht notwendig, kommt teurer und bedeutet, dass Ihr Kind auf diese Lebensmittel schon jetzt eine Allergie entwickeln kann (☞ Allergieprävention)! Manche Kinder, die spät mit der Beikost beginnen wollen, sind sehr sensibel und tendieren zu Nahrungsmittelallergien. Sie vermeiden dadurch instinktiv einen zu frühen Kontakt mit Beikostlebensmitteln. Andere wiederum wollen keine Breie, sondern gleich am Familientisch mitessen. Sie lieben ☞ Fingerfood (Reiscracker ohne Salz, gekochte Kartoffeln oder Karotten, ein Stückchen Banane).

Manchmal verlieren Kinder das Interesse an der Löffelkost, wenn Ihnen Beikost nicht zum entsprechenden Zeitpunkt ihrer Entwicklung angeboten wird. Probieren Sie daher spätestens ab dem 7. Lebensmonat (26. Woche) immer wieder im Abstand von einigen Tagen die Löffelfütterung, wenn Ihr Kind bisher den Löffel noch nicht akzeptiert hat.

Beginnen Sie nicht mit der Beikost, wenn das Kind gerade durch Krankheit oder Zahnen etc. belastet ist!

Zeichen für die Beikostreife

Achten Sie auf die Zeichen Ihres Kindes, die Ihnen zeigen, wann Ihr Kind Beikost essen möchte. Treffen einige der im Kasten genannten Zeichen zu, wird Ihr Kind bereit sein, den Löffel zu probieren. Denn wie Kinder zu unterschiedlichen Zeiten das Laufen oder Sprechen lernen, sind sie auch zu individuellen Zeiten reif für die Beikost.

Beikostbereit? Ihr Baby signalisiert es durch folgende Zeichen:
- *Es zeigt immer stärkeres Interesse an der Nahrungsaufnahme der Eltern, beobachtet alles und greift in den Teller.*
- *Es macht Kaubewegungen, während es andere beim Essen beobachtet.*
- *Es kann bereits Gegenstände zwischen Daumen und Fingern erfassen und zum Mund führen.*
- *Mit etwas Unterstützung kann es schon sitzen. Das ist wichtig, denn auf dem Rücken liegend fällt die Nahrungsaufnahme bedeutend schwerer.*
- *Es kann bereits breiige Nahrung mit der Oberlippe vom Löffel nehmen sowie mit der Zunge nach hinten transportieren und schlucken.*
- *Es braucht mehr an Nahrung.*
- *Eventuell sind schon die ersten Zähne durchgebrochen.*

Selbstgekochtes oder Gläschen?

Oft stellen Eltern die Frage, was besser sei, Beikost selber zuzubereiten oder Gläschen & Co. zu verwenden? Diese Frage ist nur aus der jeweiligen Situation heraus zu beantworten.

Gläschen unterliegen strengeren gesetzlichen Vorschriften als herkömmliche Lebensmittel, denn Babykost wird zu den diätetischen Produkten gezählt. Sie weisen eine hohe, gleichbleibende Qualität der Zutaten auf und garantieren geringen Schadstoffgehalt. Allerdings sind oft unnötig viele Zutaten in den Gläschenprodukten, oft muss Öl extra zugegeben werden, dafür ist unerwünschterweise Zucker oder Salz beigefügt. Gläschen haben natürlich ihren Preis und vermehren den Hausmüll. Der zeitliche Aufwand für Einkauf und Zubereitung ist jedoch deutlich geringer, weshalb der Großteil der Mütter Gläschen verwendet, vor allem, wenn bereits ältere Kinder da sind.

Frisch zubereitete Beikost bietet aber eine größere Vielfalt an Geschmack und Geruch und mundet vielen Kindern am besten. Die gewünschte Anzahl und Bandbreite an Lebensmitteln kann leicht reguliert werden, dies ist speziell bei erhöhtem Allergierisiko von Vorteil.

Achten Sie auf Hygiene, dann steht dem Selberkochen nichts mehr im Wege und Sie können für Ihr Baby den Kochlöffel schwingen.

Einfache Beikostrezepte, Rezepte für den Umstieg zum Familientisch und Hinweise zur Zubereitung finden diejenigen, die selber Beikost kochen wollen, in unserem Buch *„Rezepte und Tipps für Babys Beikost"* (☞ weiterführende Literatur). Dort ist auch ein ABC der Zutaten enthalten, das Ihnen hilft, wenn Sie Abwechslung suchen oder wenn Ihr Kind eine Zutat überhaupt nicht mag. Ein Saisonkalender und ein Beikostplan vervollständigen diesen praktischen Ratgeber.

Breie selber zuzubereiten ist sinnvoll, wenn ...

... Sie Ihrem Kind ein Geschmacks- und Geruchstraining angedeihen lassen wollen, damit es die Vielfalt natürlicher Lebensmittel besser akzeptiert.

... die verwendeten Lebensmittel tagesfrisch sind bzw. nur kurz im Kühlschrank gelagert wurden!

... die Lebensmittel wenig ☞ Schadstoffe beinhalten, z. B. bei Lebensmitteln ☞ „aus biologischer Landwirtschaft".

... Sie genau wissen, woher die verwendeten Zutaten kommen, z. B. vom eigenen Garten oder Bauernhof, wo „biologisch" gewirtschaftet wird.

... wenig ☞ Nitrat in Pflanzen enthalten ist, also weder Glashaus noch Abdeckfolie benutzt werden, nicht überdüngt und an sonnigen Tagen geerntet wird.

1 x 1 des Zufütterns

• Beginnen Sie in der 1. Woche nicht mit dem Beikostfüttern, wenn Ihr Kind schon zu hungrig ist. Denn dann kann es der neuen Essweise nicht die nötige Ruhe entgegenbringen. Sie können einerseits den Abstand zur vorherigen Mahlzeit kürzer ansetzen, sodass der Hunger noch nicht so groß ist. Oder stillen Sie bzw. füttern Sie Milchnahrung und bieten Sie im Anschluss, bevor Ihr Kind ganz satt ist, Beikost an.

• Generell kann vor oder nach dem Beikostfüttern gestillt werden. Stillen Sie über einen längeren Zeitraum **zuvor, wenn Sie die Milchbildung anregen möchten,** probieren Sie anschließend wenige Löffel Beikost. Wenn Sie die Beikostmahlzeit ergänzen oder die Milchmahlzeit durch Beikost ersetzen möchten, wird nach der Beikostgabe gestillt.

• Bieten Sie, wenn Sie nicht stillen, etwas zu **trinken zur Mahlzeit an.** Näheres dazu im Kapitel ☞ „Getränke" auf Seite 142. Bieten Sie die Getränke vom Löffel, aus einem Plastikbecher oder einer Trink-Lern-Flasche an. Stillkinder sollten erst gar nicht an die üblichen Teeflaschen gewöhnt werden.

• Verwenden Sie zum Füttern einen **kleinen, flachen Plastiklöffel,** welcher schmal und gut abgerundet ist. Mit langstieligen und biegfesten Löffeln lassen sich außerdem Gläschenbreie beim Erwärmen umrühren.

Metallene Löffel sind zu hart, können eventuell zu Verletzungen im Mundwinkel führen und sind auch oft zu heiß, da sie die Wärme gut leiten. Den silbernen (Tauf)löffel sollten Sie daher besser bis nach dem 1. Geburtstag aufheben! Der **Teller** sollte **bruchfest** sein, also aus Plastik, und vor allem im Zentrum möglichst keine aufgeprägte Farbe aufweisen, die sich bei Gebrauch lösen kann. Am besten ist, Sie statten sich zu Beginn mit mehreren Löffeln und Tellern bzw. Schüsselchen aus.

• **Schützen Sie die Kleidung Ihres Kindes** – anfangs geht vieles daneben.
Mehrere Lätzchen, die die ganze Vorderfront und die Oberarme abdecken und für unterwegs geeignet sind, bzw. ein Plastikschutz mit Auffangschale sind unumgänglich, wie Sie sicher schnell feststellen werden. Wenn Ihr Kind selber löffeln kann, sind Ärmellätzchen empfehlenswert.
Bei manchen Kindern ist es auch sinnvoll, als Mutter eine Schürze zu verwenden. Verzichten Sie auch auf Stofftischdecken zugunsten von abwischbaren Tischplatten, Tischtüchern oder Tischsets.

• **Feuchte Waschlappen** für Gesicht und Babyhände bzw. Küchenpapier sollten Sie immer griffbereit halten.

• Geben Sie Ihrem Kind zum Halten etwas in die Hände, das abwaschbar ist, z. B. einen eigenen Plastiklöffel oder ein Spielzeug. Sonst sind Teller, Glas oder der volle Löffel gefährdet.

• Achten Sie auf einen möglichst aufrechten und **sicheren Kindersitz.** Er soll genug Standfestigkeit aufweisen, um die Bewegungen des Kindes zu kompensieren.

• Wenn sich der Boden unter dem Essplatz schlecht reinigen lässt (z. B. Teppichboden), empfiehlt es sich, für den Essplatz des Babys eine Plastikunterlage für Bürostühle zu organisieren oder den Platz mit einer Wachstischdecke auszulegen.

• Geben Sie Ihrem Baby die Zeit, die es braucht, um die neue Ernährungsform zu lernen. Meist eignet sich die Mittagszeit am besten, um mit der Beikost zu beginnen, weil da die Aufmerksamkeit am höchsten ist. Es ginge jedoch auch abends, wenn dies die Mahlzeit ist, zu der für die ganze Familie gekocht wird und Ihr Baby nicht zu müde für Neues ist.

• **Anfangs** geben Sie **nur wenige Löffel feinpürierten Brei.** Später, wenn Ihr Baby älter wird, regt die sogenannte „Juniorkost" zum Kauen an. Sie können dem Geschmack des Babys bei der Beikosteinführung mit süßlichen Gemüsen und Obstmus (Karotten, Kürbis oder Birne) entgegenkommen, bis es sich an die Beikost gewöhnt hat.

• Manche Kinder essen relativ bald ein halbes oder gar ganzes Gläschen. Andere kosten wochen- und monatelang nur vom Brei. Wenn sie gesund und munter sind und noch den Hauptanteil ihres Hungers durch Muttermilch oder Milchnahrung decken, brauchen Sie sich keine Sorgen zu machen.

• Lehnt Ihr Baby zu Beginn die Beikost ab, kann das darauf hindeuten, dass es noch nicht beikostbereit ist.
Andererseits liegt es manchmal nur am unbekannten Geschmack, wenn Babys den Brei ablehnen. Dann hilft das Mischen des Karottenbreis mit etwas Muttermilch oder Säuglingsmilchnahrung. Stillkinder brauchen auch in der Regel länger, um mit der Beikost vertraut zu werden.
Bereiten Sie den Brei eventuell etwas flüssiger zu. Es ist auch einen Versuch wert, ein anderes Familienmitglied das Baby füttern zu lassen.

• Verwenden Sie immer einen **eigenen Löffel,** wenn Sie den Brei kosten. Das *In-den-Mund-Nehmen* des Babylöffels oder Schnullers führt zur Übertragung von Kariesbakterien.

• Gewohnheiten werden schon früh geprägt, daher sollten Sie spätestens ab dem 9. Monat Folgendes bedenken: **Kinder brauchen Rituale** – einen klar signalisierten Beginn und ebenso ein dezidiertes Ende, z. B. durch ein *„Mahlzeit"* und ein *„Jetzt sind wir fertig, danke",* ein Gebet oder einen anderen speziellen Satz.
Und Kinder brauchen Vorbilder, Beständigkeit (wie z. B. einen fixen Essplatz) und eine entspannte Atmosphäre ohne Streitgespräche oder Dauerberieselung durch Radio etc.

Tipps für die Praxis

Vorsorgend einkaufen

Bitte achten Sie rechtzeitig – speziell, wenn Sie zum Einkaufen oder auf Ausflügen längere Zeit unterwegs sind auf ausreichende Versorgung mit geeigneten ☞ Getränken und einfacher Beikost um Engpässe zu vermeiden.

Auf Reisen ins Ausland (nach Griechenland, Italien etc.) ist die Mitnahme von Nahrung zumindest für die ersten Reisetage empfehlenswert, besonders wenn man nicht ortskundig ist.

Manchmal sind Gläschen nur in der Apotheke auf Vorbestellung zu bekommen. Erkundigen Sie sich vorab, ob im Reiseland vergleichbare Nahrung erhältlich ist, und nehmen Sie anderenfalls Nahrung für den gesamten Urlaub mit oder kochen Sie die Beikost selber.

Ist das Kind ☞ allergiegefährdet oder werden ☞ Spezialnahrungen benötigt, sollte auch bei einem eventuellen Krankenhausaufenthalt für die richtige Nahrung vorgesorgt sein.

> **Tipp:** *Gläschen lassen sich für unterwegs warmhalten, wenn man sie nach dem Erhitzen in Alufolie wickelt und im Thermobag transportiert.*

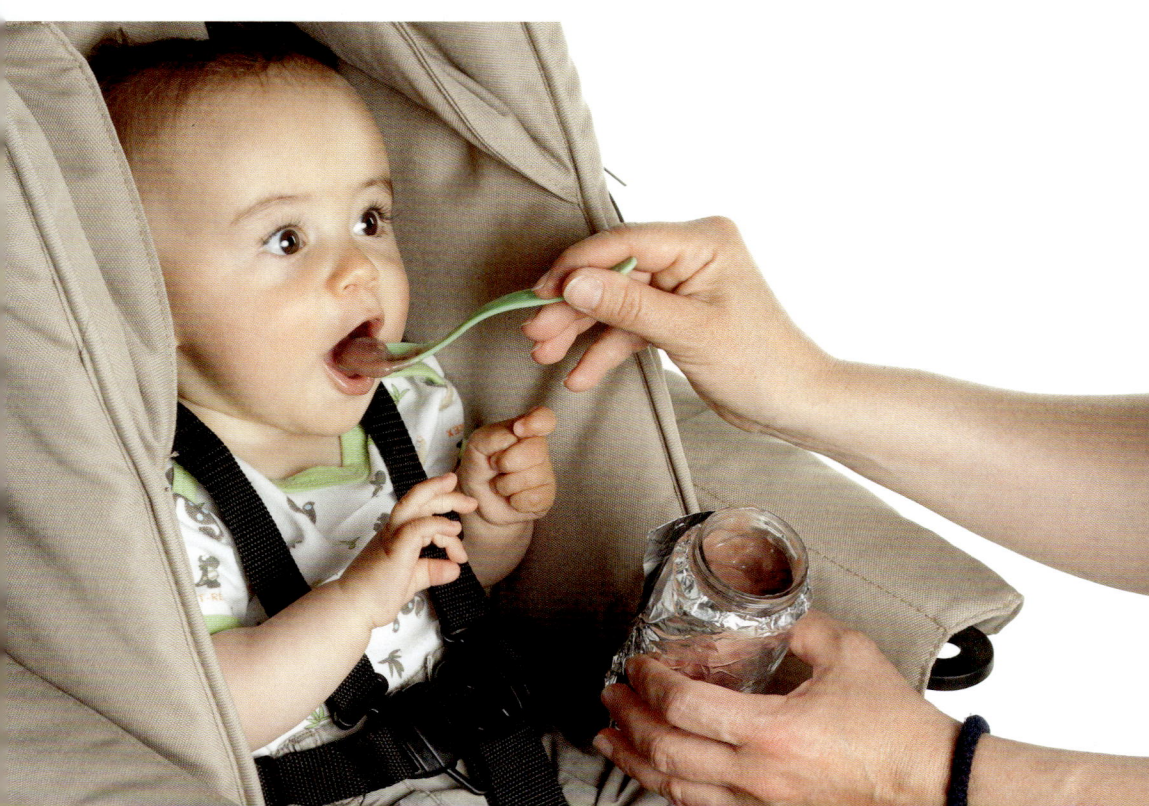

Aufbewahren von Gläschen

Original verschlossen sind Gläschen ungekühlt haltbar. Sie sollten jedoch nicht im prallen Sonnenlicht oder über der Heizung aufbewahrt werden.

Gläschen, denen nur ein Teil der Nahrung entnommen wurde, ohne dass sie insgesamt erwärmt wurden, können im Kühlschrank 1 bis 2 Tage verschlossen(!) aufbewahrt werden. Stellen Sie sie dazu unten an die Rückwand des Kühlschrankes, denn dort ist der kälteste Platz (nicht in die Türe!).

Erwärmen der Gläschen

Das Erwärmen **der geöffneten Gläschen** auf Esstemperatur erfolgt meist im Wasserbad. Dadurch verhindern Sie, dass der Brei anbrennt, und die Erwärmung erfolgt schonend.

Es gibt auch spezielle Gläschenwärmer, die aber manchmal langsamer arbeiten und bei hungrigen Babys eine Geduldprobe bedeuten. Auch ein Erwärmen im Dampfgarer ist möglich.

Achten Sie beim Erwärmen im Wasserbad darauf, dass das Wasser nicht zu hoch steht und ins Gläschen laufen kann. Rühren Sie zwischendurch mit einem langen Löffel um. Praktisch ist dabei ein Gläschenhalter zum Fixieren und Herausheben des Gläschens.

Bevor Sie Ihrem Kind den Brei reichen, rühren Sie ihn gut durch und prüfen mit einem eigenen Löffel, den Sie nicht nochmals ins Gläschen tauchen, ob die Temperatur stimmt.

Mikrowelle: ja oder nein?

Manche Eltern bevorzugen zum Erwärmen die Mikrowelle. Sie arbeitet bei korrekter Anwendung rasch und vitaminschonend. Bei manchen bleibt aber eine gewisse Skepsis gegenüber dieser Methode.

Wenn Sie die Mikrowelle verwenden wollen, so muss Folgendes beachtet werden: Stellen Sie das Gläschen immer ohne Deckel in das Gerät, erwärmen Sie schrittweise und rühren Sie zwischendurch um. Sonst kann es vorkommen, dass der Brei mit einem „Blubb" aus dem Gläschen spritzt.

Im Lebensmittel können Hitze- und Kältezentren entstehen. Denken Sie daran, die Breie vor dem Essen umzurühren, damit sich Ihr Kind nicht daran verbrennt. Erwärmen Sie nicht zu stark. Eine Überhitzung der Lebensmittel (am Herd und in der Mikrowelle) kann dazu führen, dass sich das Eiweiß unerwünscht verändert.

Ein Nachteil der unregelmäßigen Erwärmung ist, dass sich Bakterien in manchen Bereichen vermehren können und nicht abgetötet werden. Breie müssen daher auch zwischendurch umgerührt werden.

Wiedererwärmen – ungünstig!

Fertige Breie sollen nach Möglichkeit nicht lange warm gehalten, sondern sofort gefüttert werden.

Reste von bereits erwärmten Speisen dürfen weder im Wasserbad noch in der ☞ Mikrowelle ein 2. Mal erwärmt werden! Durch das Wiedererwärmen kann es zu hygienischen Problemen kommen.

Sind auch nur wenige Bakterien über die Luft, durch in den Mund genommene Löffel oder unreine Hände ins Essen gelangt, dann können sich diese „Miniwesen" unterdessen stark vermehrt haben.

Im Säuglingsdarm können diese Bakterien oder die von ihnen gebildeten Gifte ☞ Durchfall oder andere Erkrankungen auslösen.

Außerdem werden beim Wiedererwärmen unnötig Vitamine zerstört. Gläschenbreie werden schon bei der Herstellung erhitzt und zur Verlängerung der ☞ Haltbarkeit sterilisiert. Sie sollen deshalb von Ihnen nur einmal erwärmt werden.

Besonders wichtig ist dies bei Kartoffel- und Spinatgläschen aufgrund des Nitratgehaltes. Denn unter ungünstigen Umständen kann ☞ Nitrat so umgewandelt werden, dass es krebserregend wirkt.

Entnehmen Sie deshalb zum Aufwärmen nur die benötigte Menge. Und werfen Sie bereits einmal erwärmte Breie weg, oder essen Sie die Reste, z. B. in Saucen, Suppen, Aufläufen, selber.

Wärmen Sie nur den benötigten Teil in einem reinen Gefäß auf (z. B. in einer Tasse oder in einem gut ausgewaschenen Gläschen)!

Sauberkeit ist Trumpf

In Winkeln, Ecken und an Rändern von Gefäßen bleiben oft Spuren von Beikost haften, die ein guter Nährboden für ☞ Bakterien sind. Spülen Sie Breireste auf dem Koch- und Essgeschirr bzw. dem Besteck zunächst ab. Waschen Sie es dann im Geschirrspüler oder reinigen Sie es gründlich mit heißem Wasser und Spülmittel.

Von der richtigen Menge

Wie viel an Beikost Ihr Kind essen mag, kann sehr unterschiedlich sein. Solange nur wenige Löffel zur Milchmahlzeit gegeben werden, ist es nicht notwendig, auf eine bestimmte Menge Brei zu achten. Auch später hängt vieles vom Appetit, Stoffwechsel und Bewegungstrieb Ihres Kindes ab. Manche Kinder kosten wochenlang nicht mehr als wenige Löffel. Die meisten Kinder essen jedoch zur Mittagsmahlzeit vom Ende des 7. Monats an bis ins 8. Monat etwa 190 g, vom 8. bis ins 10. Monat 220 g und ab dem 11. Monat ca. 220 bis 250 g. Fragen Sie im Zweifelsfall Ihren Kinderarzt, ob das Gewicht des Kindes der Körperlänge (nach den neuen WHO-Gewichtskurven) entspricht.

Das Ergänzen der Milchmahlzeiten

Das Ergänzen der gewohnten Milchmahlzeiten durch Beikost erfolgt fließend. Noch monatelang kann Muttermilch ein wertvoller Bestandteil der Beikostmahlzeiten sein und den Durst löschen. Dabei werden die Brustmahlzeiten vermutlich kürzer, weil das Kind die dünnflüssigere erste Milch (Vordermilch) bevorzugt bzw. zügiger trinkt.
Beim Ergänzen oder Ersetzen der gewohnten Milchmahlzeiten durch Beikost sollten Sie folgende Punkte beachten:

• **Der Austausch der Mahlzeiten erfolgt „fließend".** Ersetzen Sie die Still- oder Flaschenmahlzeiten nicht von heute auf morgen, sonst bekommt Ihr Kind das Gefühl, ihm würde das Gewohnte entzogen. Die Einführung der Beikost könnte dann in einen „Machtkampf" zwischen Mutter und Kind ausarten. Bieten Sie zu Beginn (oder am Ende) der Mahlzeit wenige Löffel Brei an. Anschließend wird noch gestillt bzw. die Flasche gegeben.
Später kann statt der Milchflasche (oder – wenn man abstillen will – anstelle der Brust) zu den Mahlzeiten aus einem Becher oder einer Flasche Wasser angeboten werden.

• Es werden **nur etwa 1 bis 2 Beikostmahlzeiten pro Monat** eingeführt, damit sich das Kind und die stillende Mutter an die geänderten Bedingungen gewöhnen können.

• Ihr Kind lernt ein Lebensmittel nach dem anderen kennen. **Nehmen Sie maximal alle 4 Tage ein neues Lebensmittel** im ☞ Beikostplan **dazu.** Sie können aber auch langsamer vorgehen und jede Woche, z. B. mittwochs, ein neues Lebensmittel hinzufügen.

Gemüseallerlei mit 7 Sorten geben Sie erst dann, wenn bereits 6 Sorten gut vertragen wurden. Durch die stufenweise Einführung der Beikost-Lebensmittel wird der Darm Ihres Kindes geschont, und Sie können leicht erkennen, wie Ihr Kind auf die neue Nahrung reagiert.

Sollte Ihr Kind auf ein neues Lebensmittel starke ☞ Blähungen bekommen, können Sie rasch handeln und darauf verzichten. Verfestigt sich der Stuhl Ihres Kindes allzu sehr, sind ☞ stuhlauflockernde Lebensmittel, wie z. B. Birnen, Kartoffeln und Kürbis, die nächste Wahl. Wird der Stuhl sehr flüssig, können Sie in der nächsten Stufe einen stuhlfestigenderen Brei, z. B. mit Bananen oder Reis, anbieten.

• Haben Sie Mut zur Lücke, wenn eine Zutat einmal nicht erhältlich ist oder nicht schmeckt. Allerdings wurden die Zutaten speziell in dieser Reihenfolge gewählt. Wenn Sie vom Plan abweichen, empfiehlt es sich, Gläschenetiketten genauer zu studieren.

• Unser Mahlzeitenfahrplan zeigt Ihnen, wie die Mahlzeiten aufgebaut werden.

Der Mahlzeitenfahrplan zu Beikostplan 1

	1.–6. Monat	7. Monat	8. Monat	9. Monat	10. Monat	11. Monat	12. Monat	
Morgens							Brot	Frühstück
Vormittags	Muttermilch oder Säuglingsmilchnahrung						Frischobst-Brei	Zwischenmahlzeit
Mittags							Gemüse-Kartoffel-Fleisch-Brei	Mittagessen
Nachmittags							Obst-Getreide-Brei	Zwischenmahlzeit
Abends							Getreide-Milch-Brei	Abendessen
Nachts						Wasser, ungesüßter Tee		

95

Einkauf von Beikostnahrung

Angesichts der langen Regale für Babynahrung im Supermarkt sind viele Mütter verzweifelt. Der Einkauf von Säuglingsnahrung entpuppt sich immer öfter als *„eine Wissenschaft für sich"*. Ich habe für Sie daher geeignete Beikostpläne und eine Gläschen-Übersicht (siehe Beiheft) der am Markt erhältlichen Produkte erstellt, die Ihnen den Einkauf erleichtern sollen.

Doch der persönliche Beikostplan wird sich infolge der Vorlieben Ihres Kindes und der sich ändernden Marktsituation davon unterscheiden. Daher ist es für Sie – als „Gesundheitsdetektiv" Ihres Kindes – auch wichtig, die Information auf den Packungen zu lesen. Was auf dem Etikett stehen muss bzw. darf, ist genau geregelt.

Haltbarkeitsdatum

Das Ende der Haltbarkeit ist meist am Etikettenrand eingestanzt bzw. auf den Packungen aufgedruckt. Säuglingsnahrung wird durch Erhitzen bzw. Trocknung haltbar gemacht. Es kann durch Fehler bei der Produktion, Beschädigung beim Transport oder Öffnen durch andere Kunden zu vorzeitigem Verderb kommen.

Zutatenliste

Zutaten werden in der Zutatenliste prinzipiell nach der enthaltenen Menge aufgelistet. Am Anfang stehen die Hauptzutaten, Gewürze etc. kommen am Schluss. Beginnt beispielsweise die Zutatenliste eines Instanttees mit ☞ „Saccharose", dann enthält das Produkt als Hauptbestandteil ☞ Zucker.

Die Zutatenliste verrät, ob weniger geeignete Inhaltsstoffe, wie Zitronensäure (in diversen Verdünnungssäften), oder unnötige Geschmacksgeber, wie Zimt und Vanille, enthalten sind.

Auch Produkte mit unbestimmten Angaben, wie „Kräuter", sind im 1. Lebensjahr nicht ideal. Wird allgemein Stärke – ohne genauen Hinweis, woher diese stammt – angegeben, dann muss sie lt. EU-Gesetzgebung „glutenfrei" sein.

Zeitangaben der Hersteller

Auf den Gläschen gibt es vom Hersteller empfohlene Beginnzeiten. Folgende Angaben verstehen sich als frühest mögliche Gebezeiten. Doch nicht immer sind diese Angaben ein idealer Wegweiser (☞ Beikostreifezeichen).

> *Achten Sie beim Öffnen von Gläschen immer auf das Knacken des Sicherheitsverschlusses! Kosten Sie vor dem Füttern mit einem eigenen Löffel oder riechen Sie zumindest an den Breien!*

„nach dem 4. Monat"

Aus Marketinggründen wurde die ehemalige Angabe „ab dem 4. Monat" in die Aufschrift „nach dem 4. Monat" statt „ab dem 5. Monat" umgewandelt.

> Bleibt zu hoffen, dass alle Mütter trotz großer Ziffer 4 auf dem Etikett realisieren, dass „nach dem 4. Monat" ab dem 5. Monat bedeutet.
> Die Empfehlung der WHO sieht den Beikostbeginn nach idealerweise 6-monatiger Vollstillzeit ab dem 7. Monat vor. Dann sind zu allen Zeitangaben etwa 2 Monate dazuzurechnen!

Das Angebot an Gläschen mit dem Aufdruck „nach dem 4. Monat" ist am umfangreichsten. Dadurch entsteht leicht der Eindruck, als ob schon in diesem Monat alle Sorten ausprobiert werden müssten, obwohl im 1. Beikostmonat wenige Gläschensorten völlig ausreichen. Die ☞ Gläschen-Übersicht gibt ebenfalls viele Produkte zur Auswahl. Wählen Sie sparsam daraus.

„ab dem 6. Monat"

Es gibt nur wenige Mittagsgläschen „ab dem 6. Monat", sodass es den Eltern überlassen bleibt, die richtige Wahl für die ersten Beikostmonate zu treffen. Sie können im 7. Monat und danach auch Produkte verwenden, die „nach dem 4. Monat" angegeben sind.

„ab dem 8. Monat"

Die Gläschen für diese Altersgruppe sind bereits etwas größer und beinhalten 220 g. Diese Breie sind etwas gröber als die fein pürierten Anfangsbreie. Manche Kinder lieben die neue Textur, andere mögen auch später nur ganz fein pürierte Breie.

„ab dem 12. Monat"

Ab dem 12. Monat sind spezielle Produkte nicht mehr notwendig, da Sie spätestens zu diesem Zeitpunkt bereits auf Familienkost umstellen können und Ihr Kind dadurch keine Spezialmahlzeiten mehr benötigt.

Durch die Familienkost lernt es die Grundnahrungsmittel der 7 Lebensmittelgruppen kennen und schätzen. Wie viel Ihr Kind wovon benötigt und Hilfestellungen bei speziellen Themen sowie Antwort auf zahlreiche Fragen erhalten Sie in unserem Leitfaden *„Essen und Trinken im Kleinkindalter"* (☞ weiterführende Literatur).

„A" wie Anfang

Gläschen der Firma Nestlé (Alete) weisen mit einem roten A freiwillig darauf hin, dass es sich um ein Anfangsprodukt mit nur wenigen Zutaten handelt. Auch das grüne A „für allergiebewusste Ernährung" der Firma Hipp kennzeichnet einfacher zusammengesetzte Gläschenprodukte.

Beide sind Hilfestellungen, um die Fülle der Produkte auf ein vernünftiges Maß einzugrenzen.

„aus kontrolliertem Anbau"

Industrielle Säuglingsnahrung wird aus Zutaten erzeugt, deren Inhaltsstoffe und saubere Verarbeitung von unabhängigen Stellen genau kontrolliert werden. Alle Produkte müssen strengen Gesetzesvorschriften für Säuglingsnahrung entsprechen. Darüber hinaus sind viele Säuglingsprodukte mit dem Vermerk „aus kontrolliertem Anbau" bzw. „aus kontrollierter Landwirtschaft" gekennzeichnet. Das bedeutet, dass die einzelnen Firmen nur bei ihnen bekannten Vertragsbauern, deren Anbauweise von den Herstellern selbst (!!!) kontrolliert wird, kaufen.

Da es keine gesetzlichen Bestimmungen über diese Kontrollen gibt, ist der Zusatz „aus kontrolliertem Anbau" oder „aus kontrollierter Landwirtschaft" wenig aussagekräftig.

„aus biologischem Anbau"

Anders verhält es sich bei Produkten „aus biologischem Anbau" bzw. „aus biologischer Landwirtschaft".

Biologische Produkte werden gemäß der europäischen Öko-Verordnung erzeugt und unterliegen der Kontrolle von unabhängigen Prüfstellen.

Chemische Unkraut- und Schädlingsbekämpfungsmittel dürfen nicht eingesetzt werden. Es ist nur bestimmte Düngung und artgerechte Tierhaltung erlaubt. In der Regel gehören die biologischen Vertragsbauern auch eigenständigen BIO-Verbänden (z. B. Bioland, Demeter) an und werden von diesen zusätzlich kontrolliert.

Bestimmte exotische Obstsorten (z. B. Ananas, Guave oder Mango) sind in BIO-Qualität nur zu hohen Preisen oder nicht in den von der Industrie benötigten Mengen erhältlich.

Deshalb sind manche Produkte nur teilweise aus biologischen Zutaten (mindestens zu 75 %). Der restliche Teil stammt aus „kontrolliertem Anbau" oder ist zugekaufte Ware, die den gesetzlichen Anforderungen für Säuglingsnahrung entspricht.

Wer „ganz BIO" kaufen will, sollte auf die BIO-Qualität aller Lebensmittel-Zutaten (in der Zutatenliste mit Stern bzw. Fußnote angegeben) achten.

Als Gütesiegel gibt es in Deutschland, Österreich und der Schweiz das BIO-Kontrollzeichen, das staatliche BIO-Siegel, das EU-BIO-Zeichen bzw. die schweizer BIO-Knospe (bei mindestens 95 % „BIO").

In Österreich gilt die Herkunftsbestimmung: Sind mehr als 70 % der Zutaten aus Österreich, ist meist das rote Austria-BIO-Kontrollzeichen angebracht.

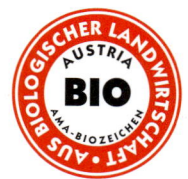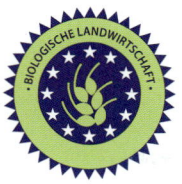

Links: AMA-Biozeichen (vorwiegend österr. Zutaten)
Rechts: EU-Biozeichen (derzeit in Neugestaltung)

In der Schweiz hingegen müssen 90 % der Zutaten aus der Schweiz stammen, um die BIO-Suisse-Knospe zu erlangen. Herstellereigene BIO-Zeichen, die in bunten Farben vorne auf dem Etikett der Gläschen prangen können, bezeichnen manchmal auch Produkte, die zu einem geringeren Anteil (nur zu etwa 75 % statt zu 95 %) aus BIO-Zutaten bestehen. Sie sind daher zwar plakativ, aber nicht so aussagekräftig.

„mit Eisen angereichert"

Eisen ist ein wichtiger Bestandteil der roten Blutkörperchen, die den Sauerstoff im Körper transportieren. Im Gegensatz zum Erwachsenen, der seine Blutmenge nur erhalten muss, ist der Eisenbedarf des Säuglings relativ hoch.

Babys wachsen sehr rasch. Im 1. Jahr verdreifachen Babys ihr Gewicht und müssen deshalb vermehrt Blut bilden. Gleichzeitig können aber noch nicht so große Mengen an Nahrung gegessen werden.
Säuglingsmilchnahrungen, Babybreie und -säfte sind deshalb in vielen Fällen mit ☞ Eisen angereichert. Vor allem bei ☞ vegetarisch ernährten Säuglin-

gen sind „mit Eisen angereicherte" Produkte eine wichtige Eisenquelle.

„enthält Gluten"

Als Gluten bezeichnet man das Klebereiweiß bestimmter Getreidesorten. Normalerweise ist Gluten harmlos und wird wie anderes Eiweiß einfach verdaut. Bis zu 4 von 1000 Kindern haben die Veranlagung, Gluten nicht zu vertragen. Die Glutenunverträglichkeit bezeichnet man als ☞ Zöliakie. Diese Erkrankung ist erblich mitbedingt.
Bei unentdeckt fortschreitender Zöliakie wird ein Großteil des Darmes zerstört und die lebenswichtigen Bausteine aus der Nahrung können kaum mehr aufgenommen werden.
Die betroffenen Kinder sind stark unterversorgt und magern bei vollem Bauch ab. Bei Zöliakie muss glutenhaltiges Getreide lebenslang vermieden werden, um den Darm zu entlasten.
In den ersten Lebensmonaten ist der Darm des Kindes sehr sensibel, sodass die Folgen „im Fall des Falles" sehr schwerwiegend, ja sogar lebensgefährlich sein können.

> *Gluten* *ist in Stärke, Getreideflocken, Grieß und Mehl aus Weizen, Roggen, Dinkel, Grünkern, Emmer, Gerste bzw. Hafer zu finden. Glutenhaltig sind dementsprechend auch Brot und Backwaren (Kekse, Kuchen, u. ä.).*

Beikost, die ☞ Gluten enthält, darf laut „Codex-Standard" erst nach 6 Monaten angeboten werden. Dies gilt für die (entsprechenden) Getreidebreie bzw. Gläschen mit Getreide.

Neuere Studien stellen diese Vorgaben in Frage, weil sie zeigen, dass kleine Mengen an Gluten auch früher sinnvoll sein könnten, wenn noch gestillt wird und Abstillen geplant ist.

Derzeit untersucht eine groß angelegte Studie, ob es Sinn macht, früher als im 7. Monat kleine Mengen Gluten zu geben. Diese bezieht sich auf nicht gestillte oder speziell teilgestillte Kinder, deren Mütter mit 6 Monaten abstillen wollen bzw. müssen.

Die Beikostpläne wurden dahingehend geändert, dass schon im 7. Monat kleine Mengen Gluten (Hafer) verabreicht werden. Auch das Forschungsinstitut für Kinderernährung in Dortmund empfiehlt schon bald kleine Mengen an eifreien Nudeln oder Brot.

Eine Glutengabe vor dem 7. Monat ist nicht kodexkonform. Auf Basis der derzeitigen Datenlage kann es jedoch Kinderärzte geben, die eine kleine Gabe von Gluten schon im 5. bzw. 6. Monat empfehlen. Besser wäre es, zum Stillen über das 6. Monat hinaus zu raten.

> *Neuere Studien werfen viele Fragen auf, zeigen aber, dass bei der ersten Gabe von Gluten noch gestillt werden soll, da dann Zöliakie seltener auftritt.*

> *Glutenfrei sind Reis, Mais oder Kartoffeln. Auch Hirse, Buchweizen, Maroni (Esskastanien) und die südamerikanischen Beilagen Quinoa („Perureis") und Amaranth („Inkaweizen") enthalten kein Gluten.*

Sollte das Kind nach diesem Zeitpunkt der Einführung des glutenreichen Abendbreis (Hafer, Dinkel, Weizen) einen Blähbauch bekommen und gleichzeitig an Gewicht verlieren, ist der Verdacht auf Zöliakie beim Kinderarzt anzusprechen.

Nähere Informationen erhalten Sie bei den Zöliakie-Organisationen im jeweiligen Land (☞ Adressverzeichnis).

„nur Lactose enthalten"

Lactose (Milchzucker) ist das Kohlenhydrat der Muttermilch schlechthin und schmeckt nur schwach süßlich. Säuglinge können Milchzucker gut verwerten. „Nur Lactose enthalten" verweist darauf, dass keine anderen Zuckerarten (☞ Saccharose, Glucose, Fructose) enthalten sind.

„lactosefrei"

Vereinzelt leiden Kinder an Milchzucker-Unverträglichkeit. Diese Kinder vertragen daher weder Muttermilch noch andere Süßmilchprodukte.

Sie müssen lactosefreie ☞ Spezialnahrungen oder ☞ Soja-Nahrungen bekommen.
Viele Milchprodukte müssen noch im
Kleinkindalter aus dem Speiseplan gestrichen werden. Manchmal sind Sau-
ermilchprodukte verträglich.
Nähere Informationen zur milchfreien
Ernährung erhalten Sie bei den diversen Selbsthilfegruppen (☞ Adressverzeichnis).

„stuhlauflockernd – stuhl-
festigend – stuhlregulierend"

Diese Angaben auf den Gläschen ba-
sieren auf Erfahrungswerten und treffen nicht bei allen Kindern gleichermaßen zu. Es ist normal, dass mit Beikostbeginn der Stuhl fester wird. Manche
Kinder neigen jedoch zu ☞ Verstopfung, da sowohl Karotten als auch Reis
eher stuhlfestigend wirken.

Bananen, Heidelbeeren (Blaubeeren)
und Breie mit Kakao bzw. Schokolade
(welche ohnehin nicht empfohlen werden) wirken ebenfalls eher „stopfend".
Vermeiden Sie diese Lebensmittel, und
versuchen Sie stattdessen verstärkt,
stuhlauflockernde Lebensmittel (z. B.
Äpfel, Birnen) in den Speiseplan einzu-
bauen.
Manchmal ist auch der Zusatz „stuhl-
regulierend" auf Gläschen vermerkt.
Solche Gläschen enthalten meist Voll-
korn oder verschiedene Gemüsesorten,
die durch den Ballaststoffgehalt Einfluss nehmen.

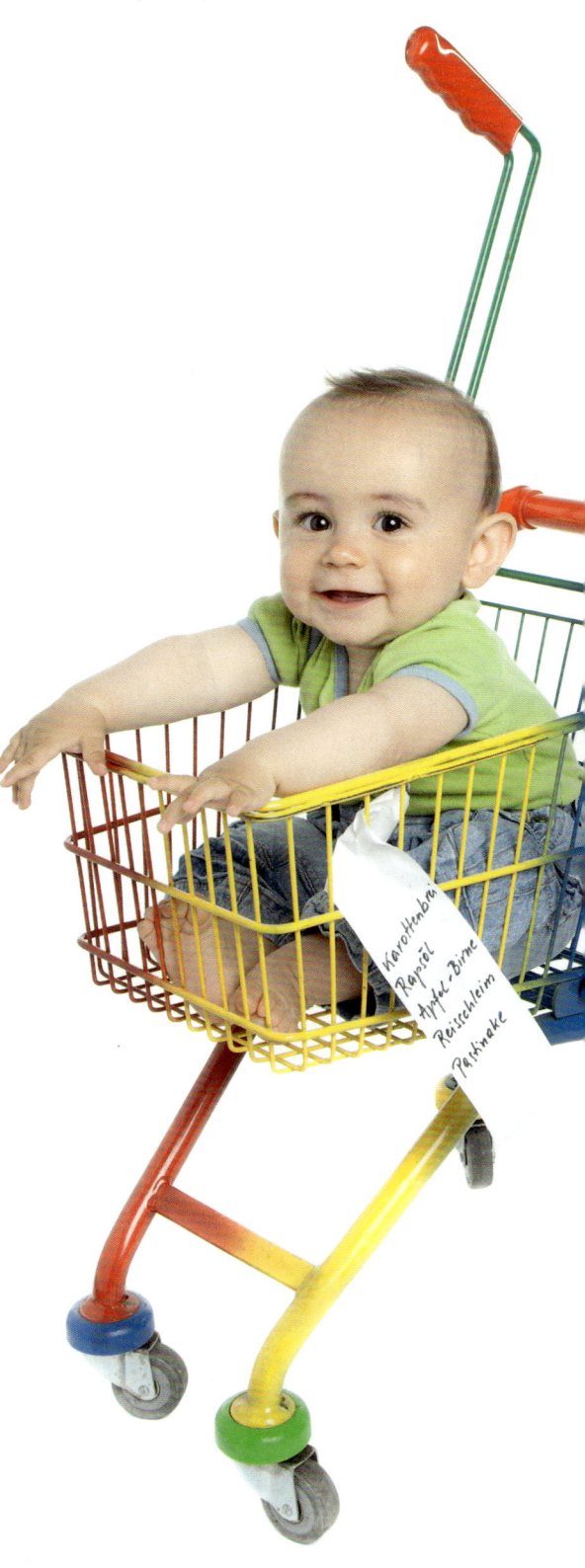

Vergessen Sie beim Geben von Beikost nicht, etwas zu trinken anzubieten. Halten Sie bei jeder Mahlzeit Wasser oder unge-süßten Kräuter- oder Früchtetee als ☞ Getränk bereit, sofern nicht dazu gestillt wird.

Salz wird oft zugesetzt, um die Breie dem Geschmack der Eltern anzupassen. Doch bedenken Sie, dass Säuglinge dreimal so ge-schmacksempfindlich wie Er-wachsene sind und entspre-chend intensiver wahrnehmen.

Wenn das Kind Getränke verweigert, kann kurzfristig die Breikost dünner zubereitet werden. Klären Sie die weitere Vorgangsweise bei ☞ Verstopfung oder ☞ Durchfall auf jeden Fall mit Ihrem Kinderarzt!

„ohne Salzzusatz" – „niedriger Natriumgehalt"

Im 1. Lebensjahr sollte Säuglingsnah-rung – egal ob Gläschen oder Selbst-gekochtes – möglichst salzfrei sein. Kochsalz wird auf dem Etikett manch-mal als Natriumchlorid (NaCl) angege-ben. Das enthaltene Natrium belastet in größeren Mengen die Nieren Ihres Babys. In sehr geringen Mengen ist Na-trium natürlicher Bestandteil von Ge-müse und Getreide und daher selbst in Gläschen „ohne Salzzusatz" enthalten. Bevorzugen Sie salzfreie Fleisch- und Gemüsegläschen und würzen Sie nicht nach, auch wenn die Beikost für Sie nicht schmackhaft ist! Das (jodierte) Salz, das eventuell aus konzentrierter Fleischzubereitung in den Fleischbrei gelangt, ist ebenso un-nötig. In der Regel wird Jod durch aus-

reichend Milchnahrung und Mutter-milch gedeckt, wenn die Mutter gut mit Jod versorgt ist *(„Essen und Trinken – Kinderwunsch, Schwangerschaft und Stillzeit"* ☞ weiterführende Literatur).

„Zucker" – „Maltose" – „Honig"

Babys haben den Geschmack von „Sü-ßem" instinktiv gern – ist doch vieles, was bitter, scharf oder stark salzig schmeckt, für Kleinkinder schädlich. Die Natur hat es daher gut eingerich-tet, dass Muttermilch selbst schwach süßlich ist. In Obst und Gemüse ist „natürlicher" Zucker enthalten. Viele Eltern achten bereits kritisch darauf, Fertigbreie und Gläschenkost „ohne Zuckerzusatz" einzukaufen. Doch es gibt viele Arten von Zucker, die in Säug-lingsnahrungen zugesetzt sein kön-nen. Man erkennt Zuckerarten in der ☞ Zutatenliste an der „chemischen" Endung „-ose". Hier ein Überblick über die verschiedenen Zuckerarten und ihre Bezeichnungen:

Saccharose
Haushaltszucker ist ein isolierter Dop-

pelzucker (bestehend aus Trauben- und Fruchtzucker), der im Handel als Kristallzucker, Würfelzucker, brauner Zucker, Kandiszucker, Vollzucker oder Rohrzucker erhältlich ist. Haushaltszucker soll im 1. Lebensjahr gänzlich vermieden werden.

Glucose

Traubenzucker (Glucose, Glucosesirup) kommt von Natur aus in Früchten (z. B. Weintrauben) vor und ist daher in Obstbreien enthalten. Produkte aus säuerlichen Obstsorten (z. B. aus Äpfeln) enthalten meist zugesetzte Fruchtsüße in Form von Fruchtsaft bzw. -konzentrat, um nicht zu sauer zu sein. Diese Breie schmecken manchmal nicht ganz so süß wie herkömmlich gesüßte Breie. In einigen Obstgläschen verstecken sich jedoch größere Mengen an Obstsaftkonzentrat, Reis und Wasser. Wählen Sie (auch aus unserem Beikostplan) nur Gläschen, die schwach süßlich sind. Getreidefertigbreien zugesetzter, „isolierter" Traubenzucker ist jedenfalls unnötig.

Fructose

Auch Fruchtzucker (Fructose) kommt in Obst vor. Fruchtzucker in Gläschen stammt zwar in der Regel aus natürlicher Quelle (z. B. aus Äpfeln oder Birnen), wirkt jedoch ebenfalls kariesfördernd. Auch Fruchtsirup oder -dicksaft ist reich an Fructose.
Will man Gläschen verwenden, lassen sich Birnendicksaft & Co. nur vermeiden, wenn Obstbrei pur gewählt wird. Beim Selberkochen ist dies leichter.

Maltodextrin ist ein Mehrfachzucker aus Stärke, der kaum süß schmeckt, jedoch ebenfalls kariesfördernd wirkt und daher mit Vorsicht zu genießen ist.

Maltose

Malzzucker (Maltose) ist schwach süßlich und entsteht aus der Stärke von gekeimtem und getrocknetem Getreide (Malz). Die „Süße aus dem Getreide" kann auch bis zu 20 % in Maltodextrin enthalten sein (weshalb ich auch Flaschennahrung, die Maltodextrin enthält, gekennzeichnet habe).

Honig

Honig wird in der Säuglingsernährung ebenso wenig empfohlen wie Zucker. Honig ist eine dicke Zuckerlösung und besteht zu ca. 80 % aus Zucker (Glucose plus Fructose) und zu 20 % aus Wasser. Honig ist kein „Vitaminlieferant": Vitamine sind nur in Spuren vorhanden. Sie müssten etwa 30 kg Honig essen, um z. B. Ihren Tagesbedarf an Vitamin B_1 zu decken. Für die Zähne ist Honig sogar schädlicher als Zucker, weil er an ihnen besser haften bleibt.

Honig kann – selten, aber doch – Botulismuskeime enthalten, die schwerste Vergiftungen bei Säuglingen auslösen. Experten warnen deshalb vor einem Verzehr im 1. Lebensjahr.

„ohne Kristallzucker" – „ohne Zuckerzusatz"

Diese Aufschriften täuschen manchmal darüber hinweg, dass Traubenzucker (Glucose), Malzzucker (Maltose) oder Sirup zugefügt wird.

Achten Sie genauer auf das Etikett! Jedes zusätzliche Würzen mit Zucker ist überflüssig und prägt das Kind auf starken Süßgeschmack! Aufgrund gesüßter Säuglingsprodukte, nachgezuckerter Breie und zu früh gegebener Süßigkeiten haben viele Kinder kariesbefallene Milchzähne und neigen zu Übergewicht. Auch gezuckerte Getränke oder sogenannte „zuckerfreie" Tees können das Gebiss in Mitleidenschaft ziehen. Wenn überhaupt, dann verwenden Sie nur einfache, ungesüßte Babyteesorten. Leider kann man immer wieder beobachten, dass manche Mütter ihren Kindern schon im 1. Lebensjahr Eis, Schokoladenkekse, Lollis und Zuckerln (Bonbons) geben. Dabei kommt es weniger auf einmalige Gaben (z. B. Geburtstagskuchen) als auf mehrmals wöchentlich begangene „Sünden" an. Hier wird des „Guten" zu viel getan – aber sicher nicht im Sinne der Gesundheit des Kindes!

Meiden Sie nach Möglichkeit im 1. Lebensjahr Limonaden, Kekse (Plätzchen), Biskotten (Löffelbiskuit), Milchschnitten & Co.
Achten Sie schon ab dem ersten Zahn auf die Zahnpflege!

Süßstoffe sind im Säuglingsalter nicht geeignet. Verwenden Sie lieber Obstmus zum Süßen!

Gewarnt sei vor der althergebrachten Methode, das Kind mit einem in Zucker oder Honig getunkten ☞ Schnuller zu beruhigen. Zucker-, Honig- oder Mohnschnuller („Mohnzuz") bzw. in alkoholische Getränke getunkte Schnuller sind folgenschwere Beruhigungsmittel! Kindern werden dadurch frühzeitig die Süchte der Erwachsenen anerzogen und Karies ist vorprogrammiert.

„zahnschonend"

Im Handel gibt es ☞ Babytees mit der Aufschrift „zahnschonend". Ihnen darf kein Kristallzucker zugesetzt sein, Spuren an Kohlenhydraten und Zuckerarten aus natürlicher Quelle (z. B. aus Pflanzenextrakten) dürfen hingegen enthalten sein. Selbst diese Tees und Säuglingsmilchnahrungen oder stark verdünnte ☞ Obstsäfte können zahnschädigend sein, wenn sie längere Zeit in der Mundhöhle bleiben.

Bieten Sie deshalb möglichst bald eine ☞ Lerntasse an, um zu verhindern, dass das Kind „dauernuckelt" oder mit der Flasche im Mund einschläft. Im 1. Lebensjahr sollten die Zähne zweimal täglich noch ohne Zahnpasta mit einer weichen Kinderzahnbürste gereinigt werden. Nähere Informationen dazu erhalten Sie bei Ihrem Zahnarzt.

Beikostpläne

Zum besseren Verständnis, wie ein stufenweiser Beikostplan aufgebaut sein kann, sind in dieser Auflage 4 Beikostpläne enthalten.

Plan 1 ist ein Plan, der ideal für 6 Monate lang vollgestillte Kinder ist und im 7. Monat mit der Beikost beginnt. Er kann auch für flaschengefütterte Kinder mit späten ☞ Beikostreifezeichen verwendet werden. Im 7. und 8. Lebensmonat werden dabei 3 Beikostmahlzeiten eingeführt, die durch Stillen nach Bedarf ergänzt werden.

Plan 2 ist geeignet für Kinder, die etwas früher, also bereits im 6. Monat ☞ Beikostreifezeichen zeigen. Es wird hier ebenfalls rasch vorwärts gegangen.

Plan 3 zeigt das etwas langsamere Vorgehen bei sehr frühen Beikostreifezeichen. Hier wird pro Monat nur eine Mahlzeit dazugenommen.

Plan 4 bietet eine vegetarische Variante für 6 Monate lang vollgestillte Kinder oder flaschengefütterte Babys mit späten Beikostreifezeichen.

Alle Pläne, insbesondere Plan 1 und 4 sind auch für allergiegefährdete Kinder geeignet. Hier kann eventuell langsamer vorgegangen werden und statt eines Zutaten-Abstandes von 4 Tagen etwa eine Woche gewählt werden. Nach neueren Erkenntnissen ist dies jedoch nicht notwendig, außer bei Unverträglichkeiten, die sich in Form von starker Verstopfung äußern.

> *Allergische Reaktionen treten frühestens nach der 2. Gabe einer Zutat auf und können sofort oder bis zu 72 Stunden verzögert Reaktionen hervorrufen.*
> *Daher ist ein Mindestabstand von 4 Tagen auch bei nicht allergiegefährdeten Kindern sinnvoll. Kapitel ☞ Allergieprävention!*

Derzeit wird wissenschaftlich viel diskutiert, ob es für einzelne Lebensmittel sogenannte „Zeitfenster" gibt, in denen eine Aufnahme in die Beikost optimal wäre. Die Beikostforschung ist jedoch noch nicht in der Lage, für alle Lebensmittel stichhaltig Auskunft geben zu können.

Ähnliche Unsicherheit besteht bezüglich des Vermeidens bestimmter Lebensmittel. So glaubte man noch bis vor Kurzem, Fisch habe im 1. Lebensjahr nichts verloren. Aber spezielle Inhaltsstoffe, möglicherweise die „Fischöle", die auch in der Muttermilch vorkommen, dürften unter bestimmten Bedingungen einen Schutz vor Allergien bewirken.

Fisch selber gilt aber weiterhin als potenter Allergieauslöser. Daher hat die Österreichische Stillkommission empfohlen, erst gegen Ende des 1. Lebensjahres Fisch anzubieten.

Manche Allergieauslöser werden offensichtlich von einigen Kinderärzten wieder für das 1. Lebensjahr zugelassen, obwohl das bedeutet, dass Ihr Kind darauf reagieren könnte. Seien Sie sich dessen bewusst, dass Kuhmilch, Eier, Zitrusfrüchte, Fisch, Nüsse und Soja häufig Allergien auslösen! Unsere Beikostpläne vermeiden daher in den ersten Monaten gezielt diese Lebensmittel. Eine Toleranzentwicklung gegenüber diesen potenten Allergieauslösern ist beim gestillten Kind auch über die Muttermilch möglich. Abgesehen davon, sind die meisten dieser Nahrungsmittel sehr eiweißreich. Im Zuge der Übergewichtsprophylaxe soll Eiweiß möglichst reduziert werden.

Die Beikostpläne dieser Auflage unterscheiden sich von bisherigen Auflagen durch die Mahlzeitenabfolge. Außerdem führen wir die dazu passende Auswahl an Gläschen und Getreidebreien extra an.

Bitte halten Sie sich vor Augen, dass diese Beikostpläne keine festen Vorgaben oder starre Empfehlungen sind. Ihr Kind hat eigene Vorlieben, sodass sein persönlicher Stufenplan eventuell schon bald von unseren Plänen abweicht. Karotte kann z. B. problemlos durch Kürbis oder Pastinake ersetzt werden und es kann trotzdem ein stufenweiser Aufbau zum Gemüse-Fleisch-Gläschen erfolgen.

Die beiliegende ☞ Gläschen-Übersicht soll keine Wertung darstellen, erhebt keinen Anspruch auf Vollständigkeit und entspricht dem Angebot bei Erstellung des Buches.

Er reicht etwa bis zum 10./11. Monat, bietet dann aber solch eine Fülle an Produkten, dass Sie daraus noch ein weiteres Monat abdecken könnten.

Ab dem 11. Monat können Sie auch leicht mit den Rezepten des Buches *„Rezepte und Tipps für Babys Beikost"* (☞ weiterführende Literatur) zur Familienkost (ca. 10. bis 14. Monat) umsteigen.

Abkürzungen zum Beikostplan

B: Hier sind die Beikostmonate zur besseren Übersicht aufgelistet.

LM: In diesem Lebensmonat wird das neue Lebensmittel dazugenommen.

Tag: Am entsprechenden Tag können Sie mit einer neuen Zutat beginnen. Es sind jeweils 4 Tage Abstand zum vorherigen Lebensmittel gewählt.

Notiz: Tragen Sie hier – vor allem bei allergiegefährdeten Kindern – das Beginndatum der folgenden Zutat ein. Markieren Sie diese mit einer Farbe, sollte Ihr Kind die Zutat nicht vertragen haben.

Zutat: Diese Zutat wird in den Speiseplan neu dazugenommen. Sie sollen in den betreffenden 4 Tagen täglich aus den entsprechenden, in der extra Gläschen-Übersicht angegebenen, Produkten auswählen. Verwenden Sie nur die Gläschen oder Breie, die ich im Überblick oberhalb aufgelistet habe.

Abkürzungen bei den Zutaten:

(GB) bedeutet Getreidebreie, die mit Wasser oder Säuglingsmilchnahrung zubereitet werden können (☞ Seite 134). Sie können damit auch Obstbreie mit kleinen Mengen Gluten anreichern oder selbstgekochte Breie andicken.

(ZU) sind Zugaben, die Gemüsebreie ergänzen können, wie z. B. Rapsöl, Haferschleim oder Fleischzubereitungen.

Die im Beikostplan enthaltenen Säfte sollen nur als Zugaben (z. B. bei selbstzubereiteten Breien) und nicht als Getränk dienen. Verwenden Sie statt reinem Obstsaft zur Zubereitung des Breies verdünnte Säfte (Schorlen), muss die doppelte Menge (6 bis 8 EL) genommen werden, um auf denselben Vitamingehalt zu kommen.

Wenn Ihr Kind weder Wasser noch ungesüßten Tee akzeptiert, können eventuell 3 EL Saft pro Tag in das Getränk (Wasser, Tee) gegeben werden. Grundsätzlich gilt es, so wenig Saft wie möglich als Getränk zu verwenden.

BEISPIEL 1: Gestillt (ab 7. Monat) – Teil 1 von 3

B	LM	Tag	Notiz	Zutat	Frühstück
1. Beikostmonat	7.	1.		Karotte	Muttermilch bzw. Säuglingsmilch
		5.		Raps-/Maiskeim-/ Sonnenblumenöl (ZU)	
		9.		Kartoffel	
		13.		Rind- oder Kalbfleisch	
		17.		Apfel(saft) (ZU)	
		21.		Hafer (ZU)	
		25.		Reis	
		29.		Kürbis	
2. Beikostmonat	8.	33.		Birne	
		37.		Mais	
		41.		Zucchini (Zucchetti)	
		45.		Pfirsich	
		49.		Huhn	
		53.		Dinkel (ZU)	
		57.		Karfiol (Blumenkohl)	
		61.		Marille (Aprikose)	
3. Beikostmonat	9.	65.		Banane	
		69.		Erbse	
		73.		Pastinake	
		77.		Pute oder Truthahn	
		81.		Weizen	

wischenmahlzeit	Mittagessen	Zwischenmahlzeit	Abendessen
Muttermilch bzw. Säuglingsmilch	Gemüsebrei	Muttermilch bzw. Säuglingsmilch	Muttermilch bzw. Säuglingsmilch
	Gemüsebrei mit **Öl**		
	Gemüse-**Kartoffel**brei mit Öl		
	Mittagsbrei (s.o.) mit **Rindfleisch**		
	Mittagsbrei mit **Apfel**saft		
		Apfelbrei mit **Hafer**	
		Apfelbrei mit **Reis** und Hafer	
	Mittagsbrei mit **Kürbis**		
		Apfel-**Birne**-Hafer	
	Mittagsbrei mit **Mais**		Reisbrei (mit Birnenpüree)
	Mittagsbrei mit **Zucchini**		
		Pfirsichbrei mit Hafer	
	Mittagsbrei mit **Huhn**		Haferbrei (mit Obst)
		Obstbrei mit **Dinkel**	
	Mittagsbrei mit **Karfiol**		Dinkelbrei (mit Obst)
		Marillen-Obstbrei	
Frischobstbrei Banane			
Frischobstbrei	Mittagsbrei mit **Erbsen**		
	Mittagsbrei mit **Pastinake**		
	Mittagsbrei mit **Pute**		
			Weizengrießbrei (mit Obst)

Die WHO empfiehlt 6 Monate voll zu stillen und ab dem 7. Monat beikostergänzt zu stillen.
Schon im 7. Monat sollen kleine Mengen Gluten (Hafer) gegeben werden.

BEISPIEL 1: Gestillt (ab 7. Monat) – Teil 2 von 3

B	LM	Tag	Notiz	Zutat	Frühstück
3. BM	9.	85.		Heidel-/Blaubeere	
		89.		Fenchel	
4. Beikostmonat	10.	93.		Brokkoli/Butter	Getreidebrei
		97.		Roggen	**Roggen**mischbro und Muttermilc bzw. Säuglingsmi
		101.		Kräuter	
		105.		Tomate	
		109.		Weintraube	
		113.		Schinken	
		117.		Lamm	
		121.		Spinat	
	Umstieg auf Familienkost				
5. Beikostmonat	11.	125.		Hirse	
		129.		Lauch (Porree)/Zwiebel	
		133.		Kohlrabi	
		137.		Kirsche	
		141.		Gerste	
		149.		Zwetschke (Pflaume)	
6. Beikostmonat	12.	153.		Eidotter (Eigelb)	
		157.		Gurke	
		161.		Mandarine	
		165.		Maroni (Esskastanie)	

wischenmahlzeit	Mittagessen	Zwischenmahlzeit	Abendessen
		Heidelbeeren-Obstbrei	
	Mittagsbrei mit **Fenchel**		
	Mittagsbrei mit **Brokkoli**		Weizenbrot mit **Butter**
	Mittagsbrei mit **Kräutern**		
	Mittagsbrei mit **Tomaten**		
	Mittagsbrei mit **Trauben**saft		
	Mittagsbrei mit **Schinken**		
	Mittagsbrei mit **Lamm**		
	Mittagsbrei mit **Spinat**		
			Hirse**brei (mit Obst)**
	Mittagsmenü mit **Lauch** oder **Zwiebel**		
	Mittagsmenü mit **Kohlrabi**		
		Kirschen-Obstbrei	
			Gerstenflockenbrei (mit Obst)
		Zwetschken-Obstbrei	
	Mittagsmenü mit hartem **Eidotter**		
ingerfood Gurke			
Mandarine			
		Maroni	

Die WHO empfiehlt 6 Monate voll zu stillen und ab dem 7. Monat beikostergänzt zu stillen.
Schon im 7. Monat sollen kleine Mengen Gluten (Hafer) gegeben werden.

BEISPIEL 1: Gestillt (ab 7. Monat) – Teil 3 von 3

B	LM	Tag	Notiz	Zutat	Frühstück
6. Beikostmonat	12.	169.		Fisch	
		173.		Schwarzwurzel	
		177.		Paprika	

wischenmahlzeit	Mittagessen	Zwischenmahlzeit	Abendessen
	Mittagsmenü mit **Fisch**		
	Mittagsmenü mit **Schwarzwurzel**		
	Mittagsmenü mit **Paprika**		

Die WHO empfiehlt 6 Monate voll zu stillen und ab dem 7. Monat beikostergänzt zu stillen. Schon im 7. Monat sollen kleine Mengen Gluten (Hafer) gegeben werden.

BEIKOSTPLÄNE

B	LM	Tag	Notiz	Zutat	Frühstück
1. Beikostmonat	6.	1.		Karotte	Muttermilch bzw. Säuglingsmilch
		5.		Raps-/Maiskeim-/ Sonnenblumenöl (ZU)	
		9.		Kartoffel	
		13.		Rind- oder Kalbfleisch	
		17.		Apfel(saft) (ZU)	
		21.		Reis (GB)	
		25.		Kürbis	
		29.		Birne	
2. Beikostmonat	7.	33.		Mais	
		37.		Zucchini (Zucchetti)	
		41.		Hafer (ZU)	
		45.		Pfirsich	
		49.		Huhn	
		53.		Dinkel (GB)	
		57.		Karfiol (Blumenkohl)	
		61.		Marille (Aprikose)	
3. Beikostmonat	8.	65.		Banane	
		69.		Erbse	
		73.		Pastinake	
		77.		Pute oder Truthahn	
		81.		Weizen (GB)	

© Verlag I. Hanreich | Esterhazygasse 7/2, A-1060 Wien | Tel.: (+43 1) 504 28 29-1 | office@kinderkost.com | www.kinderkost.com

Zwischenmahlzeit	Mittagessen	Zwischenmahlzeit	Abendessen
Muttermilch bzw. Säuglingsmilch	Gemüsebrei	Muttermilch bzw. Säuglingsmilch	Muttermilch bzw. Säuglingsmilch
	Gemüsebrei mit **Öl**		
	Gemüse-**Kartoffel**brei mit Öl		
	Mittagsbrei (s.o.) mit **Rindfleisch**		
	Mittagsbrei mit **Apfel**saft		
		Apfelbrei mit **Reis**	
	Mittagsbrei mit **Kürbis**		
		Apfel-**Birne**	
	Mittagsbrei mit **Mais**		
	Mittagsbrei mit **Zucchini**		
		Apfelbrei mit **Hafer**	Reisbrei (mit Birnenpüree)
		Pfirsichbrei mit Hafer	
	Mittagsbrei mit **Huhn**		
		Obstbrei mit **Dinkel**	
	Mittagsbrei mit **Karfiol**		Haferbrei (mit Obst)
		Marillen-Obstbrei	
		Banane-Obstbrei	
Frischobstbrei	Mittagsbrei mit **Erbsen**		Dinkelbrei (mit Obst)
	Mittagsbrei mit **Pastinake**		
	Mittagsbrei mit **Pute**		
			Weizengrießbrei (mit Obst)

Früherer Beginn bei raschem Vorgehen. Der Kinderarzt kann eventuell trotz derzeit gegenläufiger Kodexbestimmungen zur früheren Gabe von kleinen Mengen Gluten (z. B. in Form von Hafer) raten, wenn bald abgestillt wird.

BEIKOSTPLÄNE

BEISPIEL 2: Frühe ☞ Beikostreifezeichen (ab 6. Monat) – Teil 2 von 3

B	LM	Tag	Notiz	Zutat	Frühstück
3. BM	8.	85.		Heidel-/Blaubeere	
		89.		Fenchel	
4. Beikostmonat	9.	93.		Brokkoli/Butter	Getreidebrei
		97.		Roggen	**Roggen**mischbr und Muttermilc bzw. Säuglingsmi
		101.		Kräuter	
		105.		Tomate	
		109.		Weintraube	
		113.		Schinken	
		117.		Lamm	
		121.		Spinat	

Umstieg auf Familienkost

B	LM	Tag	Notiz	Zutat	Frühstück
5. Beikostmonat	10.	125.		Hirse	
		129.		Lauch (Porree)/Zwiebel	
		133.		Kohlrabi	
		137.		Kirsche	
		141.		Gerste (GB)	
		145.		Zwetschke (Pflaume)	
		149.		Mandarine	

wischenmahlzeit	Mittagessen	Zwischenmahlzeit	Abendessen
		Heidelbeeren-Obstbrei	
	Mittagsbrei mit **Fenchel**		
	Mittagsbrei mit **Brokkoli**		Weizenbrot mit **Butter**
			Roggenmischbrot
	Mittagsbrei mit **Kräutern**		
	Mittagsbrei mit **Tomaten**		
	Mittagsbrei mit **Trauben**saft		
	Mittagsbrei mit **Schinken**		
	Mittagsbrei mit **Lamm**		
	Mittagsbrei mit **Spinat**		
			Hirsebrei (mit Obst)
	Mittagsmenü mit **Lauch** oder **Zwiebel**		
	Mittagsmenü mit **Kohlrabi**		
		Kirschen-Obstbrei	
			Gerstenflockenbrei (mit Obst)
		Zwetschken-Obstbrei	
Mandarine			

Früherer Beginn bei raschem Vorgehen. Der Kinderarzt kann eventuell trotz derzeit gegenläufiger Kodexbestimmungen zur früheren Gabe von kleinen Mengen Gluten (z. B. in Form von Hafer) raten, wenn bald abgestillt wird.

BEISPIEL 2: Frühe ☞ Beikostreifezeichen (ab 6. Monat) – Teil 3 von 3

B	LM	Tag	Notiz	Zutat	Frühstück
6. Beikostmonat	11.	153.		Eidotter (Eigelb)	
		157.		Gurke	
		161.		Maroni (Esskastanie)	
		165.		Fisch	
		169.		Schwarzwurzel	
		173.		Paprika	

wischenmahlzeit	Mittagessen	Zwischenmahlzeit	Abendessen
	Mittagsmenü mit hartem **Eidotter**		
	Mittagsmenü mit **Gurke**		
		Maroni	
	Mittagsmenü mit **Fisch**		
	Mittagsmenü mit **Schwarzwurzel**		
	Mittagsmenü mit **Paprika**		

Früherer Beginn bei raschem Vorgehen. Der Kinderarzt kann eventuell trotz derzeit gegenläufiger Kodexbestimmungen zur früheren Gabe von kleinen Mengen Gluten (z. B. in Form von Hafer) raten, wenn bald abgestillt wird.

BEIKOSTPLÄNE

B	LM	Tag	Notiz	Zutat	Frühstück
1. Beikostmonat	5.	1.		Karotte	Muttermilch bzw. Säuglingsmilch
		8.		Raps-/Maiskeim-/ Sonnenblumenöl (ZU)	
		15.		Kartoffel	
		22.		Rind- oder Kalbfleisch	
		29.		Apfel(saft) (ZU)	
2. Beikostmonat	6.	36.		Reis (GB)	
		43.		Kürbis	
		50.		Birne	
		57.		Mais	
		61.		Zucchini (Zucchetti)	
3. Beikostmonat	7.	65.		Hafer (ZU)	
		69.		Pfirsich	
		73.		Huhn	
		77.		Dinkel (GB)	
		81.		Karfiol (Blumenkohl)	
		85.		Marille (Aprikose)	
		89.		Banane	
4. Beikostmonat	8.	93.		Erbse	
		97.		Pastinake	
		101.		Pute oder Truthahn	
		105.		Weizen (GB)	

© Verlag I. Hanreich | Esterhazygasse 7/2, A-1060 Wien | Tel.: (+43 1) 504 28 29-1 | office@kinderkost.com | www.kinderkost.com

Zwischenmahlzeit	Mittagessen	Zwischenmahlzeit	Abendessen
Muttermilch bzw. Säuglingsmilch	Gemüsebrei	Muttermilch bzw. Säuglingsmilch	Muttermilch bzw. Säuglingsmilch
	Gemüsebrei mit **Öl**		
	Gemüse-**Kartoffel**brei mit Öl		
	Mittagsbrei (s.o.) mit **Rindfleisch**		
	Mittagsbrei mit **Apfel**saft		
		Apfelbrei mit **Reis**	
	Mittagsbrei mit **Kürbis**		
		Apfel-**Birne**	
	Mittagsbrei mit **Mais**		
	Mittagsbrei mit **Zucchini**		
		Apfelbrei mit **Hafer**	Reisbrei (mit Birnenpüree)
		Pfirsichbrei mit Hafer	
	Mittagsbrei mit **Huhn**		
		Obstbrei mit **Dinkel**	
	Mittagsbrei mit **Karfiol**		Haferbrei (mit Obst)
		Marillen-Obstbrei	
		Banane-Obstbrei	
Frischobstbrei	Mittagsbrei mit **Erbsen**		Dinkelbrei (mit Obst)
	Mittagsbrei mit **Pastinake**		
	Mittagsbrei mit **Pute**		
			Weizengrießbrei (mit Obst)

Langsames Vorgehen Monat für Monat. Der Kinderarzt kann eventuell trotz derzeit gegenläufiger Kodexbestimmungen zur früheren Gabe von kleinen Mengen Gluten (z. B. in Form von Hafer) raten, wenn bald abgestillt wird.

BEIKOSTPLÄNE

B	LM	Tag	Notiz	Zutat	Frühstück
4. Beikostmonat	8.	109.		Heidel-/Blaubeere	
		113.		Fenchel	
		117.		Brokkoli/Butter	
		121.		Roggen	Getreidebrei
5. Beikostmonat	9.	125.		Kräuter	Roggenmischbro und Muttermilc bzw. Säuglingsm
		129.		Tomate	
		133.		Weintraube	
		137.		Schinken	
		141.		Lamm	
		145.		Spinat	
		149.		Hirse	
Umstieg auf Familienkost					
6. Beikostmonat	10.	153.		Lauch (Porree)/Zwiebel	
		157.		Kohlrabi	
		161.		Kirsche	
		165.		Gerste (GB)	
		169.		Zwetschke (Pflaume)	
		173.		Mandarine	

© Verlag I. Hanreich | Esterhazygasse 7/2, A-1060 Wien | Tel.: (+43 1) 504 28 29-1 | office@kinderkost.com | www.kinderkost.com

wischenmahlzeit	Mittagessen	Zwischenmahlzeit	Abendessen
		Heidelbeeren-Obstbrei	
	Mittagsbrei mit **Fenchel**		
	Mittagsbrei mit **Brokkoli**		Weizenbrot mit **Butter**
			Roggenmischbrot
	Mittagsbrei mit **Kräutern**		
	Mittagsbrei mit **Tomaten**		
	Mittagsbrei mit **Trauben**saft		
	Mittagsbrei mit **Schinken**		
	Mittagsbrei mit **Lamm**		
	Mittagsbrei mit **Spinat**		
			Hirsebrei (mit Obst)
	Mittagsmenü mit **Lauch** oder **Zwiebel**		
	Mittagsmenü mit **Kohlrabi**		
		Kirschen-Obstbrei	
			Gerstenflockenbrei (mit Obst)
		Zwetschken-Obstbrei	
Mandarine			

Langsames Vorgehen Monat für Monat. Der Kinderarzt kann eventuell trotz derzeit gegenläufiger Kodexbestimmungen zur früheren Gabe von kleinen Mengen Gluten (z. B. in Form von Hafer) raten, wenn bald abgestillt wird.

BEISPIEL 3: Sehr frühe ☞ Beikostreifezeichen (ab 5. Monat) – Teil 3 von 3

B	LM	Tag	Notiz	Zutat	Frühstück
6. BM	10.	177.		Eidotter (Eigelb)	
		181.		Gurke	
7. Beikostmonat	11.	185.		Maroni	
		189.		Fisch	
		193.		Schwarzwurzel	
		197.		Paprika	

© Verlag I. Hanreich | Esterhazygasse 7/2, A-1060 Wien | Tel.: (+43 1) 504 28 29-1 | office@kinderkost.com | www.kinderkost.com

124

wischenmahlzeit	Mittagessen	Zwischenmahlzeit	Abendessen
	Mittagsmenü mit hartem **Eidotter**		
	Mittagsmenü mit **Gurke**		
		Maroni	
	Mittagsmenü mit **Fisch**		
	Mittagsmenü mit **Schwarzwurzel**		
	Mittagsmenü mit **Paprika**		

Langsames Vorgehen Monat für Monat. Der Kinderarzt kann eventuell trotz derzeit gegenläufiger Kodexbestimmungen zur früheren Gabe von kleinen Mengen Gluten (z. B. in Form von Hafer) raten, wenn bald abgestillt wird.

BEISPIEL 4: Vegetarisch (ab 7. Monat) – Teil 1 von 3

B	LM	Tag	Notiz	Zutat	Frühstück
1. Beikostmonat	7.	1.		Karotte	Muttermilch bzw. Säuglingsmilch
		5.		Raps-/Maiskeim-/Sonnenblumenöl (ZU)	
		9.		Kartoffel	
		13.		Hirse (GB)	
		17.		Apfel(saft) (ZU)	
		21.		Hafer (ZU)	
		25.		Reis (GB)	
		29.		Fenchel	
2. Beikostmonat	8.	33.		Birne	
		37.		Mais	
		41.		Zucchini (Zucchetti)	
		45.		Pfirsich	
		49.		Eidotter (Eigelb)	
		53.		Dinkel (GB)	
		57.		Karfiol (Blumenkohl)	
		61.		Marille (Aprikose)	
3. Beikostmonat	9.	65.		Banane	
		69.		Erbse	
		73.		Pastinake	
		77.		(evtl. Fisch)	

© Verlag I. Hanreich | Esterhazygasse 7/2, A-1060 Wien | Tel.: (+43 1) 504 28 29-1 | office@kinderkost.com | www.kinderkost.com

Zwischenmahlzeit	Mittagessen	Zwischenmahlzeit	Abendessen
Muttermilch bzw. Säuglingsmilch	Gemüsebrei	Muttermilch bzw. Säuglingsmilch	Muttermilch bzw. Säuglingsmilch
	Gemüsebrei mit **Öl**		
	Gemüse-**Kartoffel**brei mit Öl		
	Mittagsbrei (s.o.) mit **Hirseflocken**		
	Mittagsbrei mit **Apfel**saft		
		Apfelbrei mit **Hafer**	
		Apfelbrei mit **Reis** und Hafer	
	Mittagsbrei mit **Fenchel**		
		Apfel-**Birne**-Hafer	
	Mittagsbrei mit **Mais**		Reisbrei (mit Birnenpüree)
	Mittagsbrei mit **Zucchini**		
		Pfirsichbrei	Haferbrei (mit Obst)
	Mittagsbrei mit hartem **Eidotter**		Hirsebrei (mit Obst)
		Obstbrei mit **Dinkel**	Haferbrei (mit Obst)
	Mittagsbrei mit **Karfiol**		Dinkelbrei (mit Obst)
		Marillen-Obstbrei	Hirsebrei (mit Obst)
Frischobstbrei Banane			Haferbrei (mit Obst)
Frischobstbrei	Mittagsbrei mit **Erbsen**		Hirsebrei (mit Obst)
	Mittagsbrei mit **Pastinake**		Haferbrei (mit Obst)
	(Mittagsbrei mit **Fisch**)		Hirsebrei (mit Obst)

Näheres zum Thema vegetarische Ernährung finden Sie in den Kapiteln „*Kann ich mein Kind ohne Fleisch ernähren?*" und „*Welche pflanzlichen Kombinationen sind eisenreich?*", ☞ Seite 148 – 150.

BEISPIEL 4: Vegetarisch (ab 7. Monat) – Teil 2 von 3

B	LM	Tag	Notiz	Zutat	Frühstück
3. Beikostmonat	9.	81.		Weizen	
		85.		Heidel-/Blaubeere	
		89.		Kürbis	
4. Beikostmonat	10.	93.		Brokkoli/Butter	Getreidebrei „Mü
		97.		Roggen	Haferbrei (mit Ob
		101.		Kräuter	Hirsebrei (mit Ob
		105.		Tomate	
		109.		Weintraube	
		113.		rote Linsen	
		117.		Spinat	
		121.		Lauch (Porree)/Zwiebel	
	Umstieg auf Familienkost				
5. Beikostmonat	11.	125.		Kohlrabi	
		129.		Kirsche	
		133.		Gerste (GB)	
		137.		Zwetschke (Pflaume)	
		141.		Mandarine	
		149.		Gurke	

vischenmahlzeit	Mittagessen	Zwischenmahlzeit	Abendessen
			Weizengrießbrei (mit Obst)
		Heidelbeeren-Obstbrei	Haferbrei (mit Obst)
	Mittagsbrei mit **Kürbis**		Hirsebrei (mit Obst)
	Mittagsbrei mit **Brokkoli**		Weizenbrot mit **Butter**
			Roggenmischbrot
	Mittagsbrei mit **Kräutern**		
	Mittagsbrei mit **Tomaten**		
	Mittagsbrei mit **Trauben**saft		
	Mittagsbrei mit **Linsen**		
	Mittagsbrei mit **Spinat**		
	Mittagsmenü mit **Lauch** oder **Zwiebel**		
	Mittagsmenü mit **Kohlrabi**		
		Kirschen-Obstbrei	
			Gerstenflockenbrei (mit Obst)
		Zwetschken-Obstbrei	
Mandarine			
	Mittagsmenü mit **Gurke**		

Näheres zum Thema vegetarische Ernährung finden Sie in den Kapiteln „Kann ich mein Kind ohne Fleisch ernähren?" und „Welche pflanzlichen Kombinationen sind eisenreich?", ☞ Seite 148 – 150.

129

BEISPIEL 4: Vegetarisch (ab 7. Monat) – Teil 3 von 3

B	LM	Tag	Notiz	Zutat	Frühstück
6. Beikostmonat	12.	153.		Maroni (Esskastanie)	
		157.		Schwarzwurzel	
		161.		Himbeere	
		165.		Paprika	
		169.		Avocado	
		173.		Rote Rüben/Rote Beete	
		177.		geriebene Sonnenblumenkerne	

wischenmahlzeit	Mittagessen	Zwischenmahlzeit	Abendessen
		Maroni	
	Mittagsmenü mit **Schwarzwurzel**		
		Dessert mit **Himbeere**	
	Mittagsmenü mit **Paprika**		
			Brot mit **Avocado**
	Mittagsmenü mit **Roten Rüben**		
		Obstbrei mit geriebenen **Sonnenblumenkernen**	

Näheres zum Thema vegetarische Ernährung finden Sie in den Kapiteln *„Kann ich mein Kind ohne Fleisch ernähren?"* und *„Welche pflanzlichen Kombinationen sind eisenreich?"*, ☞ Seite 148 – 150.

Die ersten Beikostmonate

1. Beikostmonat

Gemüse-Kartoffel-Fleisch-Brei

Als 1. Beikostmahlzeit wird zumeist die Mittagsmahlzeit gewählt. Bieten Sie in den ersten Tagen nur wenige Löffel Brei vor dem Stillen bzw. der Milchnahrung an, um die Löffelfütterung vertraut zu machen. Dann kann die Menge nach und nach erhöht werden, bis die 1. Milchmahlzeit durch einen Beikostbrei von ca. 190 g ergänzt ist.

Bei manchen Kindern dauert das nur etwa eine Woche, andere brauchen über einen Monat, um sich an die neue Ernährungsweise zu gewöhnen. Anfangs ist alles neu und unbekannt.

Gekochte, fein pürierte Frühkarotten sind zumeist die erste Beikostnahrung. Sie werden von manchen Herstellern auch in kleineren Gläschen zu je 125 g angeboten.

> *Manche Kinder reagieren auf den fremden Geschmack mit Erstaunen oder Skepsis, andere entwickeln beinahe Heißhunger. Lassen Sie Ihr Kind anfangs nicht zu viel auf einmal essen, sonst könnte der Brei schon beim ersten Aufstoßen wieder auf dem Lätzchen landen.*

Alternativ zu Karotten können Sie Kürbis oder Pastinake verwenden. Alle drei Gemüsesorten lassen sich einfach mit Gläschenprodukten zum Gemüse-Kartoffel-Fleisch-Brei aufbauen. Sie liefern nicht sehr viel Energie. Schon als 2. Zutat können Sie deshalb 1 TL Rapsöl zum Mittagsgläschen (pro 190 g) dazugeben. Nehmen Sie bei kleinerer Menge entsprechend weniger Öl.

Öle liefern nicht nur Energie für Ihr Kind, sie werden auch zur Aufnahme der fettlöslichen Vitamine benötigt und dienen als Bausubstanz im Körper. Omega-3-Fettsäuren aus dem Rapsöl spielen beispielsweise eine wichtige Rolle bei der Gehirnreifung.

Rapsöl ist ideal in der Zusammensetzung. In manchen Gläschen wird jedoch auch Maiskeim- oder Sonnenblumenöl zugesetzt. Bevorzugen Sie bei Selbstzugabe Rapsöl.

Das Rapsöl sollte laut Forschungsinstitut für Kinderernährung in Dortmund am besten nicht kaltgepresst sein. Warmgepresstes Öl ist jedoch nicht in BIO-Qualität erhältlich. So bleibt es Ihre Entscheidung, ob Sie warmgepresstes, gereinigtes oder kaltgepresstes BIO-Öl verwenden. Es sollte jedenfalls Rapsöl sein.

In den meisten Gemüsegläschen ist kein Öl enthalten. Geben Sie dieses nach dem Erwärmen des nicht ölhaltigen Mittagsgläschens dazu. Karottengläschen mit Öl finden Sie unter der Zutatenrubrik „Öl". Bei den Gemüsegläschen der Firma Hipp ist Rapsöl zugesetzt.

Nach etwa 4 Tagen wird ein weiteres (Beilagen)lebensmittel dazugenommen. Meist sind dies Kartoffeln. Diese sind leicht verdaulich und enthalten etwas Vitamin C.

Nach einer weiteren halben Woche kommt Fleisch dazu, damit das Kind gut mit ☞ Eisen versorgt wird. Rind- und Kalbfleisch liefern dem Säugling leicht verwertbares Eisen. Sie können entweder zu einfach zusammengesetzten Fleischgläschen greifen oder den Gemüsebreien püriertes ☞ Fleisch in kleinen Mengen zusetzen. Auch Fleischzubereitungen (2 gestrichene EL pro 190 g) können verwendet werden, enthalten jedoch meistens Salz.

Da die ☞ Fleischmenge in den einzelnen Gläschen oft eher gering ist, sollte der Fleischbrei ca. 6-mal pro Woche auf dem Speiseplan stehen.

Mit Karotten und Öl als erster, Kartoffeln als zweiter und Rindfleisch als dritter Zutat ist es leicht, rasch zu eisenreicher Beikost zu gelangen.

Bei manchen Kindern wirkt Karottenpüree ☞ stuhlfestigend, siehe ☞ Kapitel „Gibt es eine Alternative zu Karottenpüree?" (Seite 139). Bieten Sie ergänzend Kartoffel oder Apfel an.

Wenn Sie aus bestimmten Gründen ganz auf Fleisch verzichten wollen, sollten Sie den vegetarischen Hirsebrei

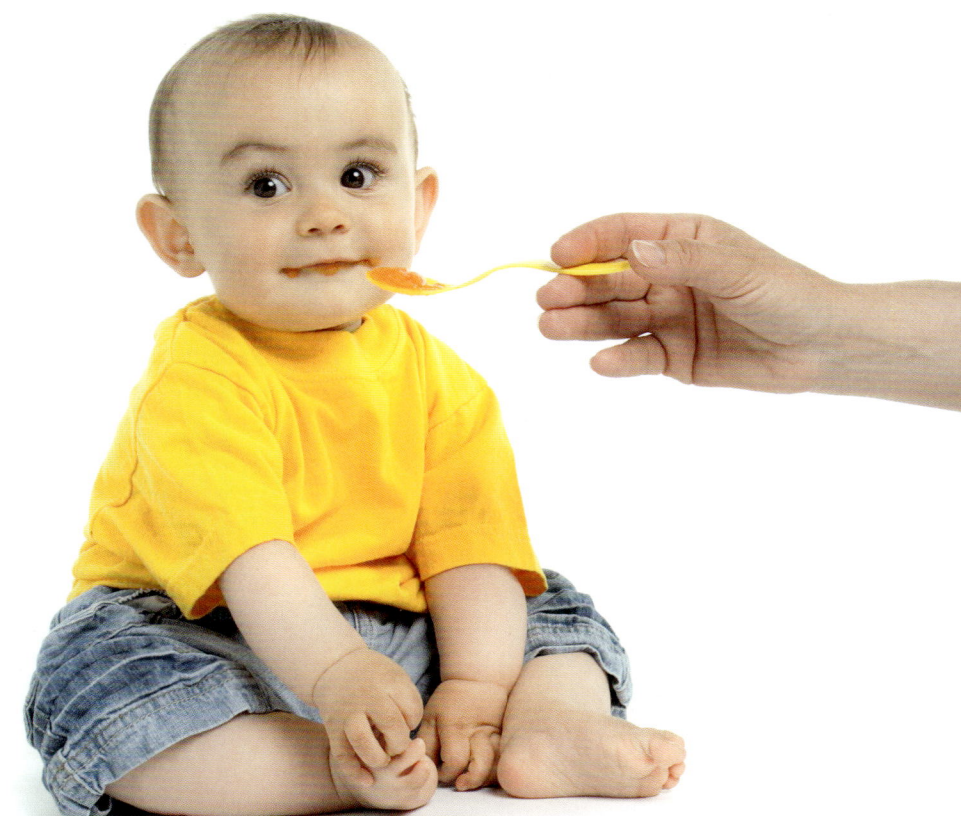

anbieten (*„Rezepte und Tipps für Babys Beikost"*). Gehen Sie nach dem vegetarischen Beikostplan vor und lesen Sie bitte das ☞ Kapitel *„Kann ich mein Kind ohne Fleisch ernähren?"* (Seite 147).

Zur besseren Aufnahme von Eisen aus dem Gemüseanteil des Breies werden je nach Menge 1 bis 3 EL Apfelsaft zugesetzt. Sie können dieselbe Menge mit Wasser oder Tee stark verdünnt als Getränk zur Mittagsmahlzeit anbieten. Langsam wird die Menge an Beikost mehr und kann eine Flaschen- oder Brustmahlzeit ergänzen oder ersetzen. Stillen Sie weiterhin nach Bedarf.

Milchfreier Obst-Getreide-Brei

Als 2. Beikostmahlzeit kann man nachmittags eine einfache Obstmahlzeit anbieten, die das Kind mit zusätzlichem Vitamin C versorgt. Meist wird mit gekochtem Apfel- oder Birnenpüree (bzw. mit Karotte-Apfel) begonnen, welches sich in den Folgemonaten durch andere Früchte ergänzen lässt. Noch ist das Obst gekocht und fein püriert. Ergänzt wird der Obstbrei dann bald durch 1 bis 2 EL Haferbrei (Haferschleim), der dafür sorgt, dass eine kleine Menge an ☞ Gluten in den Speiseplan gelangt. Diese sollen bewirken, dass das Kind eine Toleranz gegenüber dem Klebereiweiß entwickelt.

Maßeinheiten
1 TL entspricht in etwa 4 g oder 4 ml, 1 EL ca. 10 g oder 10 ml.

---

2. Beikostmonat

Der Gemüse-Fleisch-Brei wird im 2. Beikostmonat beibehalten. Neu dazu genommen werden einfache Gemüsegläschen mit anderen Komponenten (z. B. mit Kürbis, Mais oder Zucchini / Zuchetti).

Getreide-(Mutter)milch-Brei

Als 3. Beikostmahlzeit ergänzt bzw. ersetzt der Getreide-(Mutter)milch-Brei eine weitere Still- oder Flaschenmahlzeit. Meist wird der energiereiche Getreidebrei abends angeboten, da viele Mütter hoffen, das Kind würde dann durchschlafen.

Manchmal geht diese Rechnung auf, meistens nützt es jedoch nichts. Denn das Kind wächst sehr schnell und muss seinen, im Verhältnis zum kleinen Körper, sehr hohen Energiebedarf so gut wie möglich, also auch nachts, decken. Keinesfalls sollten Sie das Kind abends überfüttern, wie dies mit Breiflaschen leicht geschieht, um Ihre Nachtruhe wiederzugewinnen.

Es gibt eine ganze Reihe Getreidebreie für Babys im Handel, die kindgerecht aufbereitet sind und eine oder mehrere Getreidesorten enthalten können.

Manche Kinder schlafen mit zu vollem Bauch sehr unruhig. Eventuell können Sie den Getreidebrei auch mit dem kalorienärmeren Gemüse-Fleisch-Brei von Mittag tauschen.

Man kann die Getreidebreie nach Art ihrer Zubereitung in 3 Gruppen unterteilen:

• Die einen bestehen ausschließlich aus Getreide, das mit Vitaminen und Mineralstoffen angereichert ist. Diese Getreideflocken sind vielseitig einsetzbar und können auch zur Zubereitung von Obst-Getreide-Breien oder Getreide-Gemüse-Breien verwendet werden.

Stillende Mütter, die auf Kuhmilcheiweiß verzichten und daher keine Fertignahrung geben wollen, bereiten den Getreidebrei mit heißem Wasser und etwas Obstmus zu, um einen besseren Geschmack zu geben.
Nach der Gabe dieses Getreide-Wasser-Breies wird noch in derselben Mahlzeit (etwa innerhalb einer halben Stunde) gestillt.
So kommt die Muttermilch im Darm Ihres Kindes mit dem Getreidebrei zusammen. Auch die Zubereitung mit abgepumpter Muttermilch ist möglich. Der Brei wird dann allerdings flüssiger, weil die Muttermilch Verdauungsenzyme enthält.

Nicht stillende Mütter bereiten den Brei am besten mit der gewohnten Säuglingsmilchnahrung zu.
Erhält Ihr Kind eine Spezialnahrung (HA-Nahrung, Semi-Elementar-Nahrung, usw.) verwenden Sie diese auch für die Zubereitung des Getreidebreies. In Deutschland wird geraten, zur Zubereitung dieses Breies „kleinen Mengen" pasteurisierter Vollmilch bzw. H-Milch (mit ca. 3,5 % Fettgehalt) zu verwenden. Bei gestillten Kindern lässt sich dies vermeiden. Lesen Sie mehr zum Einsatz von Kuhmilch im ☞ Kapitel *„Ab wann darf ich Kuhmilch verwenden?"* (Seite 145) nach!

• Die anderen Getreidebreie enthalten bereits Milchpulver und werden deshalb Milchbreie genannt. Sie sind nur mehr mit Wasser anzurühren und somit wenig arbeitsaufwändig.
Das enthaltene Milchpulver ist im Eiweißanteil normalerweise nicht der Muttermilch angeglichen. Es entspricht einer ☞ 2er-Nahrung. Mittlerweile gibt es auch Milchbreie auf der Basis von ☞ HA-Nahrung.
Allen gemeinsam ist, dass sie meist gesüßt sind und oft unnötige Zutaten (Vanille, Schokolade etc.) enthalten, weshalb ich die Zubereitung von Milchfertigbreien nicht empfehle!

• Als dritte Möglichkeit gibt es bereits fertig zubereitete Getreide-Milch-Breie im Gläschen. Oft haben sie so wohlkingende Namen wie *„Guten Abend-/ Gute Nacht-Brei"*.
Sie enthalten üblicherweise Milchbestandteile oder Folgemilch und häufig Zucker, weshalb sie nicht die erste Wahl beim Einkauf sein sollten.

Verwenden Sie zumindest bis Ende des 10. Monats ausschließlich Baby-Getreidebreie, da diese auf Schadstoffe kontrolliert sind. Außerdem sind sie aufgeschlossen, sodass sie leicht verdaut werden können. Meist wird, abgesehen von den kleinen Mengen an eisenreichem glutenhältigen Haferschleim, mit Reisschleim begonnen. Später kommen Dinkelflocken und Weizengrieß dazu (☞ Beikostpläne, Seite 108 bis 131). Ab dem 10. Monat darf es bereits Getreide vom Familientisch sein, wie z. B. Grieß oder Brot. Aber es dürfen noch keine ungekochten herkömmlichen Getreideflocken (z. B. Müsli) angeboten werden.

3. Beikostmonat

Der mittägliche Gemüse-Fleisch-Brei wird im 3. Beikostmonat zum einfachen Fleisch-Gemüseallerlei. Geflügel, als neue Fleischsorte, und weitere Gemüsearten kommen dazu.
Welche Gemüsesorten außerhalb unserer Beikostpläne noch möglich wären, können Sie auch im ABC der Zutaten in *„Rezepte und Tipps für Babys Beikost"* (☞ weiterführende Literatur) nachlesen.

Nach und nach werden verschiedene einfache Fruchtbreie angeboten, die unter Zugabe von Getreideflocken zum gehaltvollen Obst-Getreide-Brei werden. Im Laufe des 9. Monats können Sie entweder auf Gläschen, die Getreide enthalten, zurückgreifen oder dem gekochten Obstbrei 1 bis 2 EL Reisschleim bzw. Haferschleim zusetzen.

Juniorkost

Gegen Ende des 8. Lebensmonats wächst Ihr Kind ins Alter der „Juniorkost" hinein. Breie müssen nun für die meisten Kinder nicht mehr „trinkfein" püriert sein. Die Füllmenge der Gläschen steigt auf 220 g.

Die Auswahl an einfach zusammengesetzten Junior-Gläschen ist sehr gering, weshalb Mütter von allergiegefährdeten Kindern oft weiterhin Gläschen „nach dem 4. Monat" verwenden. Sie mischen diese mit zerdrückten Kartoffeln oder zerkleinerten, weich gekochten (eventuell eifreien) Nudeln bzw. mit Reis. Nach Möglichkeit sollen die Lebensmittel von biologischer Qualität sein.

Hat Ihr Kind schon Zähne, so wird es die etwas gröberen Breie bevorzugen. Jedoch sind die Vorlieben von Kind zu Kind verschieden und manche Kinder genießen noch sehr gerne fein pürierte Breie.

Fingerfood

Für manche Kinder ist es angenehmer, direkt von Muttermilch auf Fingerfood umzusteigen. Ihnen liegt es näher, gleich die Erwachsenen nachzuahmen.

Zur Kauunterstützung können Sie älteren Babys und solchen, die danach verlangen Fingerfood geben. (Gekochte) Karottenstücke, gekochte Kartoffeln, Birnenstücke bzw. geschälte Apfelspalten, später auch Bananenstücke und Nudeln essen Babys gerne.

Auch salzfreie Reiswaffeln (der Reis dazu stammt aus Italien und ist daher nicht aus arsenbelastetem, asiatischem Anbau), „Maisstangen" oder (leider gesalzene) Hirsebällchen sind beliebt. Die letzten beiden werden so weich, dass das Kind sich daran nicht verschlucken kann. Kritischer wird es, wenn Ihr Baby schon Zähne hat und größere Stückchen abbeißt. Beaufsichtigen Sie Ihr Kind immer, wenn es Fingerfood bekommt und informieren Sie sich über Erste-Hilfe-Maßnahmen bei Verschlucken.

Gelegentlich kann nun schon unter Aufsicht ein Stück Weizen- oder Dinkelbrot zum Knabbern und Lutschen angeboten werden, sobald diese Brotgetreide in Ihrem Beikostplan vorgesehen sind.

> *Wenn Sie Ihr Kind im 1. Lebensjahr kuhmilchfrei ernähren, achten Sie bitte auch bei Brot auf milchfreie Sorten. Außerdem sollten sich auf dem Brot keine ganzen Getreidekörner, ☞ Nüsse oder Samen befinden, damit sich das Kind daran nicht verschlucken kann! Das Brot sollte kein Soja enthalten.*

4. Beikostmonat

Rohkost vormittags

Als 4. Beikostmahlzeit wird vormittags „Rohkost" serviert. Eventuell kann dieser Brei schon Ende des 9. Monats eingesetzt werden.

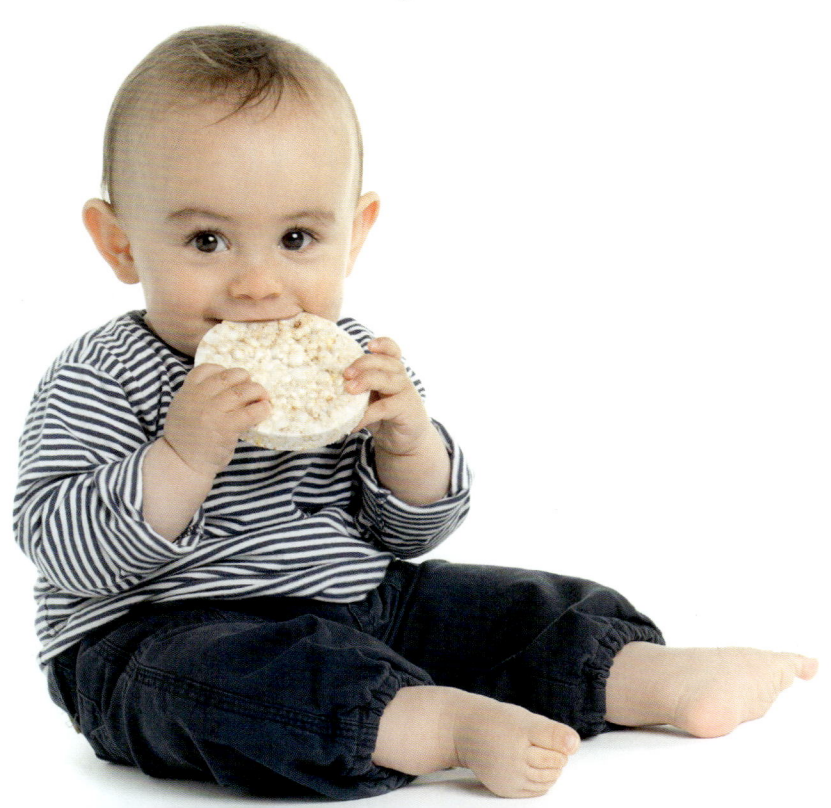

Frischobst und rohes Gemüse bereichern nun den Speiseplan. Probieren Sie eventuell sehr fein geriebene Karotten, geschabte Äpfel oder Banane. Letztere ist sehr beliebt, kann aber bis zu 23 % Zucker enthalten. Daher empfiehlt es sich, nur die Hälfte des Breies mit Banane zuzubereiten und diesen mit anderen, weniger süßen Früchten zu mischen.

Je nach Saison und persönlichen Vorlieben des Kindes werden nach und nach andere frische Obstsorten getestet, beispielsweise kernlose Melonen oder Trauben und Beeren.

Jedes Frischobst muss gut gewaschen bzw. geschält sein. Entfernen Sie alle Kerne sorgfältig, damit sich Ihr Kind daran nicht verschluckt. Schneiden Sie auch Stielansätze bzw. die Enden von Bananen (ca. 1 cm) weg.

Auf Steinobst (z. B. rohe Kirschen, Zwetschken / Pflaumen), Kiwis, Erdbeeren und Zitrusfrüchte (Mandarinen) reagieren manche Kinder im 1. Lebensjahr mit ☞ Blähungen oder ☞ Wundsein.

5. bis 6. Beikostmonat

Umstieg zur Familienkost

Je nach Altersstufe des Kindes wird die Nahrung der „Großen" nun immer interessanter, und das Kind kann beginnen, am Familientisch mitzuessen.

Der Übergang zur ☞ Familienkost erfolgt schrittweise. Am besten zweigen Sie von den Zutaten, die Ihr Kind bereits kennengelernt hat (von Kartoffeln, Nudeln, Gemüsebeilagen oder von gar gekochtem, magerem Fleisch), einen Teil ab.

Anfangs können einzelne ungewürzte Zutaten vom Familientisch kindgerecht zerkleinert (püriert, faschiert, gehackt, aufgeweicht etc.) und mit den gewohnten Breien gemischt werden.

Nach und nach werden weitere einfache Speisen vom Familientisch angeboten. Beachten Sie, Ihrem Kind zuliebe, dass die Nahrung nicht zu heiß serviert wird. Ersetzen Sie Salz durch frische Kräuter und meiden Sie auf jeden Fall scharfe Gewürze.

Wenn Sie es wünschen und in diesem Alter das Risiko einer Allergie auf diese Zutaten in Kauf nehmen möchten, können Sie einen Eidotter (Eigelb) pro Woche oder einmal wöchentlich 40 g grätenfreien Fisch pro Mittagsmahlzeit anbieten (☞ Beikostpläne, Seite 108 bis 131).

Am Ende des 1. Lebensjahres sollen noch immer mindestens 2 bis 3 Mahlzeiten mit Muttermilch oder Säuglingsmilchnahrung angeboten werden.

Elternfragen zu Beikost-Lebensmitteln

Unser folgendes Kapitel soll Ihnen einen Überblick über die Lebensmittelgruppen geben und die dazu häufig gestellten Elternfragen beantworten.

Gemüse

Gemüse versorgt Ihr Kind mit wertvollen Vitaminen und Mineralstoffen. Außerdem enthält es eine Vielzahl schützender Stoffe, die die Abwehrkraft stärken. Gekochtes Gemüse ist leicht verdaulich, weshalb es meist als 1. Beikost angeboten wird. Gemüsebreie enthalten viel Wasser und wenig Energie, daher müssen sie schon bald mit ☞ Öl bzw. ☞ Beilagen ergänzt werden.

Gibt es eine Alternative zu Karottenpüree?

Mag Ihr Kind kein Karottenpüree, verträgt es dieses nicht oder reagiert es darauf mit ☞ Verstopfung? In diesem Fall können Sie auf eine andere Gemüsesorte, z. B. auf Kürbis oder Pastinake (eine der Karotte verwandte weiße Rübe), wechseln. Diese beiden Gemüsesorten schmecken ebenfalls leicht süßlich, was den Präferenzen von Babys entgegenkommt. Kürbis enthält mehr Carotin, ist aus dem Gläschen aber nicht jeden Babys Geschmack. Selbstgekocht schmeckt er hingegen fast immer – und macht weniger hartnäckige Flecken als Karotten! Statt mit Gemüse können Sie die Beikost auch mit gekochtem Apfel- oder Birnenpüree beginnen. Eine weitere, in vielen Ländern gängige Variante ist Reisbrei mit Säuglingsmilchnahrung, wenn nicht mehr gestillt wird.

Man kann die Instant-Reisflocken für Babys auch abgepumpter Muttermilch zusetzen. Allerdings wird dieser Brei etwas flüssiger, weil Muttermilch Enzyme enthält, die den Reisschleim bereits „verdauen". Viele Mütter verbrauchen so langfristig angelegte tiefgekühlte Reserven.

Welche Gemüsesorten sind im Beikostalter nicht geeignet?

Vermeiden Sie Gemüsesorten, die beim Kind ☞ Blähungen hervorrufen können! Im Gegensatz zu braunen Linsen oder Bohnen werden gekochte ☞ Erbsen meist problemlos vertragen.

Spinat, Rote Rüben (Rote Beete), Kohl (Wirsing), Zucchini (Zucchetti), Fenchel und Sellerie zählen zu den nitratreicheren Gemüsesorten. Wenn Sie Beikost selbst zubereiten, verwenden Sie bitte möglichst Freiland- und kein Glashausgemüse. Wenn frisch geerntetes Gemüse nicht verfügbar ist, soll Tiefkühlgemüse – aber keinesfalls Dosengemüse – verwendet werden.

Mischen Sie die genannten Gemüsesorten mit anderem Gemüse oder Vitamin-C-reichem Obst (z. B. mit Äpfeln). In Gemüsegläschen ist der Gehalt an ☞ Nitrat kontrolliert.

Eingesalzenes oder gesäuertes Gemüse sollten Sie zur Entlastung der Nieren im 1. Lebensjahr generell meiden.

Getreide

Getreide und Getreideprodukte (Nudeln, Brot etc.) liefern den Kraftstoff für unseren Körper. Sie versorgen uns mit Energie, ☞ Ballaststoffen und den wichtigen B-Vitaminen. Derzeit wird erforscht, ob vor dem 7. Lebensmonat gegebene Breie ☞ glutenhältig sein sollen.

Ist Vollkorn für Babys gesund?

Ihr Kind soll Getreide möglichst in Vollkornqualität bekommen, denn die äußeren Randschichten des Korns sind besonders nährstoffreich. Verwenden Sie jedoch die speziellen Baby-Getreideprodukte! Diese sind durch ein Erhitzungsverfahren besser verdaulich gemacht worden und belasten somit die kindliche Verdauung weniger.

Wenn die Familienkost eingeführt wird (etwa ab dem 10. Monat), können herkömmlicher, gekochter Vollkorngrieß bzw. gekochte Haferflocken oder Brot aus fein vermahlenem Vollkornmehl angeboten werden. Verwenden Sie in den ersten Beikostmonaten nur einzelne Getreidesorten (☞ Beikostplan).

Obst- oder Gemüsegläschen können Sie anreichern, indem Sie ca. 1 bis 2 EL Instantflocken ins erwärmte Gläschen unterrühren.

Grieß und manche Getreideschleime hingegen müssen aufgekocht werden, damit sich die wohltuenden Schleimstoffe lösen und die Ballaststoffe auch ausreichend in Wasser quellen können. Der Getreidebrei sollte daher immer

Rohes Getreide (Müsliflocken, Haferflocken, Frischkornmüsli) muss in den ersten 2 Lebensjahren gemieden werden, denn es ist schwer verdaulich. Kochen Sie Getreideprodukte immer weich!

Hirse enthält Bestandteile, die für Babys nicht geeignet sind bzw. eine spezielle Zubereitungsweise (Weggießen des ersten Kochwassers) erfordern. Greifen Sie stattdessen zu Hirseflocken für Babys!

eher zu flüssig als zu fest sein. Halten Sie sich an die Zubereitungsangaben auf den Packungen!

Warum braucht mein Kind Ballaststoffe?

Ballaststoffe aus Vollkornprodukten sind für den Säugling wichtig, denn ähnlich einer Bürste putzen sie den Darm des Kindes. Sie gelangen nicht in den Körper, sondern gehen durch den Darm-„Schlauch" wie eine Putzbrigade durch.

Ballaststoffe finden sich somit im Stuhl wieder, wodurch die Stuhlmenge steigt und ☞ Verstopfung verhindert wird.

Werden zu wenig Ballaststoffe mit der Nahrung aufgenommen, können sich Krankheitserreger im Darm ansammeln und längere Zeit direkt auf die Darmschleimhaut einwirken. Dies belastet die „Schutzpolizei" der Darmschleimhaut, die das Eindringen schädlicher Keime in den Körper verhindern möchte. Ein Mangel an Ballaststoffen über Jahrzehnte hinweg erhöht das Risiko an Dickdarmkrebs zu erkranken. Schon frühzeitig sollen deshalb altersentsprechend Vollkornprodukte einen Teil der kindlichen Ernährung ausmachen.

Sind Vanille, Zimt & Kakao im Getreidebrei sinnvoll?

Gewürze wie Vanille, Zimt oder Kakao sind in der Ernährung des Säuglings nicht notwendig. In den ersten 3 Beikostmonaten sind diese aromatischen Gewürze sicher verfrüht, auch wenn sie nur in kleinen Mengen zugesetzt sind. Beachten Sie, dass Ihr Kind dadurch frühzeitig auf Schokolade, Vanillepudding & Co. geprägt wird. Außerdem schmecken diese Gewürze meist bitter, sodass ☞ Zucker oder ☞ Honig zugesetzt werden muss.

Kann ich schon Kekse und Kuchen geben?

Babys erste Kekse, Kinderzwieback oder Biskotte (Löffelbiskuit) – das Angebot an Naschereien wird immer größer. Naschereien enthalten ☞ Zucker in verschiedenen Formen, liefern leere Kalorien und sind deshalb nicht als Zwischenmahlzeit geeignet.

Versuchen Sie, Kinderkekse (Plätzchen), Kuchen und Süßwaren nach Möglichkeit zu vermeiden oder auf die unausweichlichen Geburtstagsfeste einzugrenzen. Zum Knabbern können Sie ein Stück Obst, Reiswaffel oder Brot anbie-

In Kuchen, Keksen, Zwieback und Backwaren sind manchmal ☞ Allergieauslöser wie ☞ Eier bzw. Milchpulver versteckt.
Rezepte für milch- und eifreie Kekse und Geburtstagskuchen für den 1. Geburtstag finden Sie in unserem Rezeptbuch „Rezepte und Tipps für Babys Beikost" (☞ weiterführende Literatur).
Beachten Sie, dass viele Kekse größere Mengen ☞ Gluten enthalten und daher nicht vor dem 7. Monat ausprobiert werden sollten.

ten, sobald das Kind Getreide (Weizen) erhält.

Kann ich meinem Kind Zwieback anbieten?

Die meisten Zwiebacksorten enthalten Milch bzw. ☞ Zucker. Achten Sie deshalb besonders genau auf die Zutatenliste. Sobald Kinder Zähne haben und Stückchen abbeißen, können sie sich auch daran verschlucken. Seien Sie daher vorsichtig!

Obst

Früchte enthalten wertvolle Vitamine und ☞ Frucht- bzw. ☞ Traubenzucker, weshalb sie bei Babys meist guten Anklang finden. Obstbreie können auch zum „Süßen" mancher Gemüse- oder Getreidebreie verwendet werden.

Welche Obstsorten soll mein Kind essen?

Verwenden Sie, wenn möglich, inländisches Obst. Als Beikostobst eignen sich milde, säurearme Obstsorten, z. B. milde Äpfel, Birnen, Pfirsiche, Marillen (Aprikosen), Nektarinen, Bananen, Melonen, Heidelbeeren (Blaubeeren) oder Trauben.

Säuerliche Obstsorten (wie z. B. Zitrusfrüchte, Kiwi, Ananas) und ☞ Steinobst, wie z. B. Zwetschken (Pflaumen), können zu ☞ Wundsein führen und sollten, wenn überhaupt dann erst spät gegeben werden.
Rhabarber, der viel Oxalsäure enthält, ist noch nicht geeignet.

Getränke

Die richtige Auswahl an Getränken ist besonders wichtig, denn der kleine Organismus darf nicht mit zu süßen Getränken, Dicksäften mit Zitronensäure oder gar Limonaden überfordert werden. Wenn das Kind Durst hat, braucht sein Körper schlichtweg Wasser!

Wasser

Am sinnvollsten und billigsten ist es, Leitungswasser (Hahnenwasser) zu geben, sofern dies den Qualitätskriterien für die Zubereitung von Säuglingsnahrung entspricht (siehe ☞ Kapitel *„Die Wasserqualität zählt!"*, Seite 75).
Zumindest im 1. Halbjahr sollte nur ab-

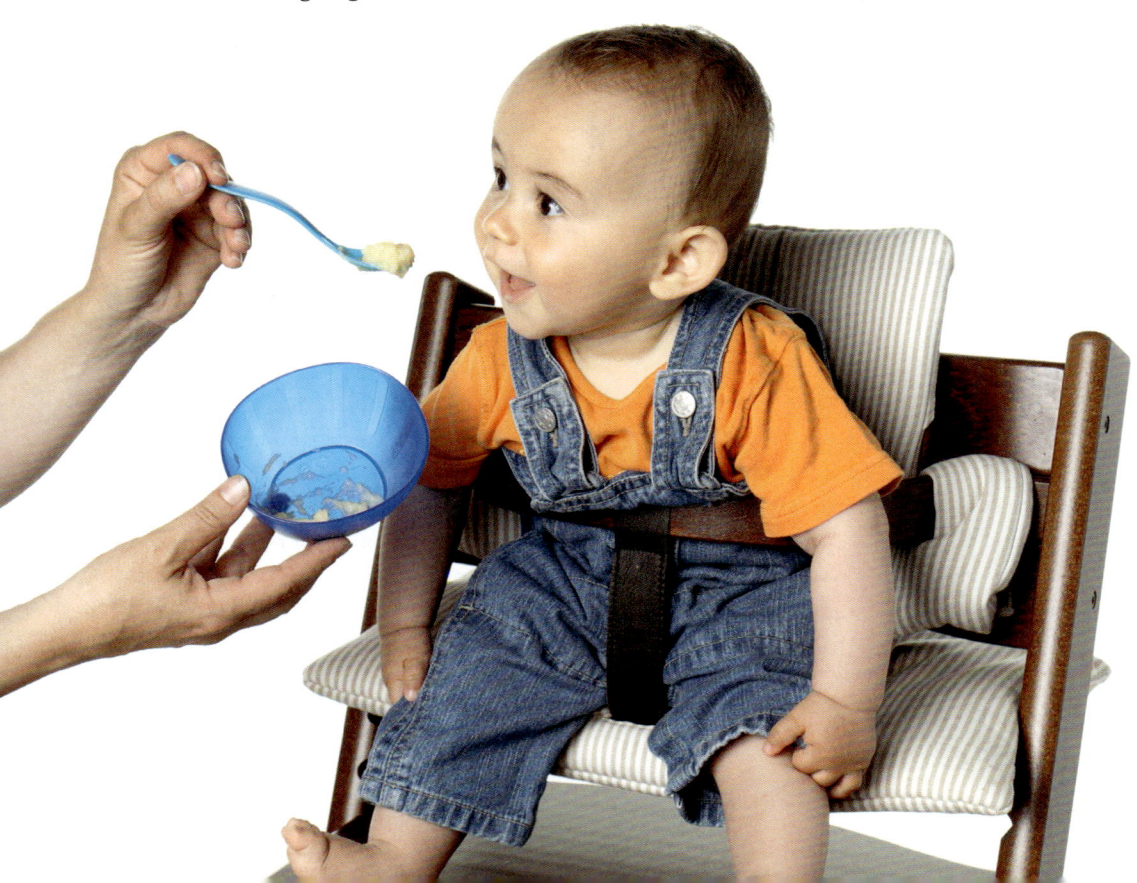

gekochtes Wasser angeboten werden. Sobald Ihr Kind krabbelt und alles Erreichbare in den Mund steckt, wird sein Immunsystem genug Abwehrkraft haben, um auch die eventuell vorhandenen Bakterien des nicht abgekochten Leitungswassers zu verkraften. Wasser von Hausbrunnen sollten Sie jedoch immer abkochen.

Kräuter- oder Früchtetees

Sie können Ihrem Kind als Durstlöscher auch ungesüßten Kräuter- oder Früchtetee anbieten. Bevorzugen Sie lose Tees oder Teebeutel für die Zubereitung, am besten BIO-Teekräuter aus der Apotheke / Drogerie. Fenchel und Kamille gelten als „Medizin" und sollten nicht als täglicher Tee verwendet werden. Besser eignen sich Zitronenmelisse und Apfelminze, eine mentholfreie Art der Pfefferminze, bzw. Mischungen mit 1 bis 3 Fruchtsorten. Viele Früchtemischungen sind aromatisiert und schmecken bzw. riechen intensiv nach der jeweiligen Geschmacksrichtung (z. B. Erdbeeren, Orangen / Apfelsinen). Diese zugesetzten Aromastoffe belasten jedoch die Nieren des Säuglings. Fragen Sie daher beim Einkauf nach nicht aromatisierten, milden Mischungen oder lassen Sie sich eine in einer Apotheke (Drogerie) zubereiten!

Teemischung
40 g   Hagebutten
40 g   getrocknete Apfelschalen
* 5 g   Hibiskusblüten*

Der zubereitete Tee sollte sehr mild schmecken. Sie können ihn mit abgekochtem Wasser strecken, wenn er zu intensiv schmeckt. Nehmen Sie dann beim nächsten Mal vielleicht etwas weniger Teefrüchte oder mehr Wasser.

Lassen Sie Kräutertee nicht zu lange ziehen (ca. 3 Minuten), da der Tee sonst bitter werden kann. Früchtetee können Sie ca. 10 Minuten ziehen lassen.
Manche Sorten (Hibiskus) sind jedoch säuerlich und sollten nur in geringen Mengen beigefügt werden.

Ihr Kind trinkt keinen ungesüßten Tee? Probieren Sie doch einfach, den Tee mit ganz wenig (etwa einer Fingerbreit) ☞ Fruchtsaft zu süßen!

Instanttees

Im Handel gibt es auch viele Instanttees für Säuglinge. Zu ca. 90 % besteht dieser lösliche Tee aus einem Trägerstoff, an dem das Tee-Extrakt haftet. Dieser Trägerstoff ist entweder ☞ Haushaltszucker,   ☞ Maltodextrin oder aufgespaltenes (hydrolysiertes) Eiweiß. „Zahnschonende" Tees mit Eiweißbausteinen als Trägerstoff oder Süßungsmittel sollten bei ☞ Allergieprävention und bei ☞ PKU gemieden werden. In letzter Zeit mehren sich auch Fälle, in denen schwarze Zahnränder bei häufigem Kinderteegenuss auftreten. Verschiedene ☞ Zuckerarten, in geringem Maß auch Maltodextrin, können schon im Vorschulalter bei schlechter ☞ Zahnpflege zu kariesbefallenen Zähnen führen. Dies passiert vor allem dann, wenn Zucker über einen längeren Zeitraum in der Mundhöhle bleibt, z. B. wenn das Kind mit der Flasche als „Schnullerersatz" im Mund einschläft.

Halten Sie Flaschen mit gesüßtem Tee, verdünntem Obstsaft oder Milchnahrung immer selber, bis das Kind gelernt hat, aus einer ☞ Lerntasse bzw. normalen Tasse zu trinken. Plastikflaschen zum Selberhalten „verführen" manche Kinder zum „Dauernuckeln" und sollten ausschließlich mit Wasser oder ungesüßtem Tee gefüllt sein.

Säfte

Ein beliebtes Getränk ist Fruchtsaft. Dabei wird der relativ hohe Zuckergehalt oft übersehen. Unverdünnter Fruchtsaft ist nicht einmal für Erwachsene ein sinnvoller Durstlöscher. Manche Säfte enthalten so viel Zucker, dass sie eher Durst erzeugen, als ihn zu löschen. Pure Fruchtsäfte entsprechen dem Obstbrei und ersetzen ihn! Im Beikostalter ist es besser, Obstbrei zu

Gewöhnen Sie Ihr Kind gar nicht erst an unverdünnte Säfte! Zwischen dem 7. und 9. Monat kann dem Wasser mit einer Spur Saft (z. B. 1 Teil Fruchtsaft zu 8 Teilen Wasser) Geschmack und Farbe verliehen werden.

Säfte aus Fruchtsaftkonzentrat sind im 1. Lebensjahr nicht geeignet. Sie werden durch Erhitzen eingedickt (Konzentrat) und später mit Wasser wieder aufgefüllt. Dadurch kann der erhöhte Säureanteil zu ☞ Wundsein führen.

geben, denn in der ganzen Frucht sind verdauungsfördernde ☞ Ballaststoffe enthalten.

Dabei kommt es auch darauf an, welchen Saft Sie geben. Frisch gepresste Obstsäfte, Direktsäfte oder speziell für Säuglinge gefertigte Säfte, z. B. milder Apfelsaft, Traubensaft, Birnen- oder Marillensaft (Aprikosensaft), eignen sich am besten. Gemüsesäfte (z. B. Karottensaft) sind in der Regel weniger zuckerhaltig als Fruchtsäfte, trotzdem sollen auch sie mit Wasser verdünnt werden. Frische Gemüsesäfte (wie z. B. frisch gepresster Karottensaft) werden erst im 10. Monat empfohlen.

Zur Verbesserung der Aufnahme von ☞ Eisen aus selbst hergestellten gemüsehaltigen Breien und ☞ vegetarischen Breien wird die Zugabe von Babysäften mit einem Gehalt von mindestens 40 mg Vitamin C pro 100 ml empfohlen. Pro 190 g Brei, das entspricht der Menge eines Gläschens „nach dem 4. Monat", werden ca. 3 EL (30 g) zugesetzt.

Wie viel soll mein Kind trinken?

Muttermilch und ☞ PRE-Nahrungen sind relativ dünnflüssig, sodass nor-

Milch und Milchprodukte

Über Milch in Form von ☞ Säuglings-milchnahrung oder ☞ Kuh-, Schaf- bzw. Ziegenmilch ist in diesem Buch schon viel berichtet worden. Noch offene Fra-gen zu Milchprodukten sollen im Fol-genden beantwortet werden.

malerweise keine zusätzliche Flüssig-keit notwendig ist. Muttermilch passt sich sogar dem erhöhten Bedarf bei sommerlich heißen Temperaturen an, bei Fieber kann allerdings die Gabe von Extra-Flüssigkeit nötig sein.

In den ersten 4 Monaten trinkt der Säugling etwa 750 ml Muttermilch oder Milchnahrung. Später steigt sein Flüssigkeitsbedarf auf ca. 900 ml an, wovon etwa die Hälfte durch die Milch-nahrung, die andere Hälfte durch Was-ser und den Wassergehalt von Gemü-se- und Obstbreien gedeckt wird.
Bieten Sie anfangs (während und) auch nach den Beikost-Mahlzeiten löffelwei-se Wasser oder ungesüßten Tee an. Das unterstützt die ☞ Zahnpflege.

Sobald der Säugling (festere) Beikost erhält, sollten zwischendurch immer Getränke angeboten werden, wenn nicht gestillt wird, sodass das Kind bei Bedarf seinen Durst löschen kann.
Mit einem Jahr braucht das Kind täg-lich ca. 600 ml Getränke und 300 ml Muttermilch oder Milch (eventuell als Säuglingsmilchnahrung oder entspre-chend als Milchprodukt).

Ab wann darf ich Kuhmilch verwenden?

Deutsche Fachgremien empfehlen die Verwendung von pasteurisierter Voll-milch oder H-Milch mit 3,5 % Fett zur Zubereitung des Getreidemilchbreies ab dem 2. Beikostmonat (frühestens 7. Monat), wenn kein Verdacht auf eine Kuhmilchallergie besteht.
Kuhmilch als Getränk darf erst nach dem 1. Lebensjahr schrittweise einge-führt werden! Die Ernährungskommis-

sion der Schweizerischen Gesellschaft für Pädiatrie empfiehlt frühestens nach einem Alter von 10 bis 12 Monaten die Verwendung von Vollmilch.

Bei bereits bestehendem Jugenddiabetes in der Familie sollte Kuhmilch vorsichtshalber im gesamten 1. Lebensjahr gemieden werden.

Ich empfehle, **erst nach dem 1. Lebensjahr** Milch zu verwenden. Verwenden Sie dann pasteurisierte Milch (oder H-Milch) mit 3,5 % (3,6 %) Fettgehalt. Nach Möglichkeit sollte diese von biologischer Qualität und optimaler Frische (z. B. „Frischmilch") sein.

Kann ich Reismilch statt Vollmilch verwenden?

Reismilch ist der wässrige Auszug von Reis und ist evtl. gesüßt. Keinesfalls ist sie als Milchersatz geeignet, weil wichtige Nährstoffe fehlen. Zur Zubereitung des Getreidebreis kann sie dann verwendet werden, wenn mindestens zu 2 Mahlzeiten gestillt oder die Flasche gegeben wird.

Sind Joghurt und Käse für Säuglinge geeignet?

Joghurt hat das Image eines gesunden Lebensmittels, da sich die enthaltenen, lebenden Milchsäurebakterien beim Erwachsenen positiv auf die Bakterienbesiedelung des Darmes auswirken. Dieser gesundheitsfördernde Effekt besteht jedoch nicht, wenn Joghurt gekocht bzw. sterilisiert wird. Letzteres ist in allen Gläschenprodukten mit Joghurt der Fall. Im Obst-Getreide-Brei (Zwischenmahlzeit) ist Joghurt genau-

so unnötig wie ☞ Rahm (Saure Sahne) oder ☞ Vollmilch. In der Schweiz werden aber spezielle Joghurts schon ab dem 7. Monat angeboten. In allen Sauermilchprodukten ist Milchsäure enthalten, die in den ersten 10 Monaten den kindlichen Stoffwechsel eher belastet. Außerdem würde das Kind mit der Gabe von weiteren Milchprodukten (auch Käse) zu viel Eiweiß aufnehmen, was die Nieren belastet.

> *Ich empfehle, bis zum Ende des 12. Monats mit Joghurts, Fruchtzwergen, Früchte-Duett, Joghurt-Töpfchen, Frucht & Joghurt, Pudding, Topfen(Quark)desserts und Käse zu warten.*
>
> *Diese sollten auch im ☞ Kleinkindalter nicht „maßlos" eingesetzt werden, da sie zum Teil große Mengen an Fett und Zucker oder Salz enthalten.*

Fleisch, Fisch und Eier

Diese Lebensmittelgruppe versorgt Ihr Kind hauptsächlich mit Eiweiß, das für das Wachstum und den Aufbau der Muskeln gebraucht wird. Eiweißreiche Lebensmittel werden regelmäßig, aber nur in kleinen Mengen benötigt.

Wie viel Fleisch brauchen Babys?

Mageres Rind-, Kalb- oder Schweinefleisch (salzarmer Schinken), Huhn, Truthahn und Lammfleisch liefern dem

Säugling gut verwertbares Eisen. Die empfehlenswerte Menge Fleisch bei Selbstzubereitung beträgt 6-mal pro Woche anfangs 20 g, später 30 g.

Vielen Eltern erscheint diese Gabe von Fleisch zu häufig. Dabei wird übersehen, dass die gereichten Mengen klein sind und der Säugling sich im Vergleich zum Erwachsenen sogar „relativ fleischarm" ernährt.

Ein Baby isst etwa die Hälfte der Gemüseration eines Erwachsenen, aber weniger als ein Fünftel der Fleischmenge.

Vor allem, wenn Gläschenprodukte als Beikost gewählt werden, ist die durchschnittliche Fleischaufnahme gering. Denn in Fleischgläschen sind in der Regel nur etwa 8 % – also ca. 15 g – Fleisch pro Gläschen enthalten. Daher sollten zumindest 6 Fleisch-Gemüse-Gläschen pro Woche auf dem Speiseplan stehen, um gemeinsam mit dem Eisen aus der ☞ Muttermilch bzw. der ☞ Säuglingsmilchnahrung den Eisenbedarf gut abdecken zu können.

Welche Qualität soll das verwendete Fleisch haben?

Werden Fleischbreie selbst zubereitet oder später durch Fleisch- oder Wurstwaren ergänzt, sollte Wert auf gute Fleischqualität gelegt werden (Quellen für BIO-Fleisch ☞ Adressverzeichnis).

Der Medienrummel rund um den Rinderwahnsinn (BSE) hat sich mittler-

weile gelegt. Hersteller von Säuglings- und Kleinkindnahrungen haben sich verpflichtet, strenge Sicherheitsvorkehrungen zum Schutz vor BSE einzuhalten und nur Rinder von Vertragsbauern zu verwenden. Ein zusätzlicher Schutzfaktor ist eine biologische Qualität des Rindfleisches. Sie garantiert, dass die Tiere nur mit pflanzlichem Futter ernährt wurden.

Kann ich mein Kind ohne Fleisch ernähren?

Häufig fragen Vegetarierinnen, ob sie ihr Kind fleischlos ernähren dürfen. Prinzipiell ist dies möglich, jedoch erfordert es eine optimale Kombination anderer ☞ eisenreicher Lebensmittel und eventuell sogar eine Ergänzung durch Eisenpräparate.

Fleisch ist ein sehr guter Eisenlieferant. In Fleisch liegt ☞ Eisen nämlich in derselben Form vor wie in unseren Muskeln. Daher können wir etwa 20 % des Eisens aus Fleisch nutzen, während Eisen aus pflanzlichen Lebensmitteln nur zu 2 bis 7 % nutzbar ist.

Selbst unter günstigsten Bedingungen (☞ nächstes Kapitel) ist uns aus pflanzlichen Nahrungsmitteln nur durchschnittlich 10 % des Eisens verfügbar.

Somit sind eisenreiche, für Babys aber noch nicht geeignete Samen wie Sesam und Mohn oder große Mengen Nahrung notwendig, wenn man sich ausschließlich pflanzlich ernähren will. Die Menge, die ein Baby verspeisen kann, ist jedoch begrenzt. Ohne Fleisch in der Beikost, ist es schwer, den vergleichsweise hohen Bedarf an ☞ Eisen zu decken, den Ihr Baby infolge der raschen Vermehrung von Muskelgewebe und Blut hat. Dazu kommt, dass kleine Mengen Fleisch in einem Gemüse-Getreide-Brei die Eisenaufnahme insgesamt verbessern. Deswegen wird empfohlen, die Fleischmenge möglichst auf ca. 6 kleine Portionen pro Woche zu verteilen. Fleischlose Ernährung (gemäßigter Vegetarismus, also pflanzliche Ernährung mit Muttermilch oder Säuglingsmilchnahrung) ist im Säuglingsalter daher weniger empfehlenswert, aber mit einigem Aufwand möglich. Hingegen muss strenger Vegetarismus (ohne Fleisch, Milch, Eier und Fisch) für Schwangere, stillende Müt-

ter, Säuglinge und Kleinkinder als Ernährungsform strikt abgelehnt werden. Es kommt dadurch leicht zu Engpässen in der Versorgung mit Eiweiß, Calcium, Eisen, Vitamin D, Vitamin B_2 und Vitamin B_{12}.

Achtung: Vitamin-B_{12}-Mangel kann die Nervenfunktion und die Hirnentwicklung des Säuglings nachhaltig beeinträchtigen!

Welche pflanzlichen Kombinationen sind eisenreich?

Soll das Kind fleischlos ernährt werden, dann ist auf eine sorgfältige Kombination von eisenreichen pflanzlichen Lebensmitteln und auf begünstigende Faktoren für die Eisenaufnahme zu

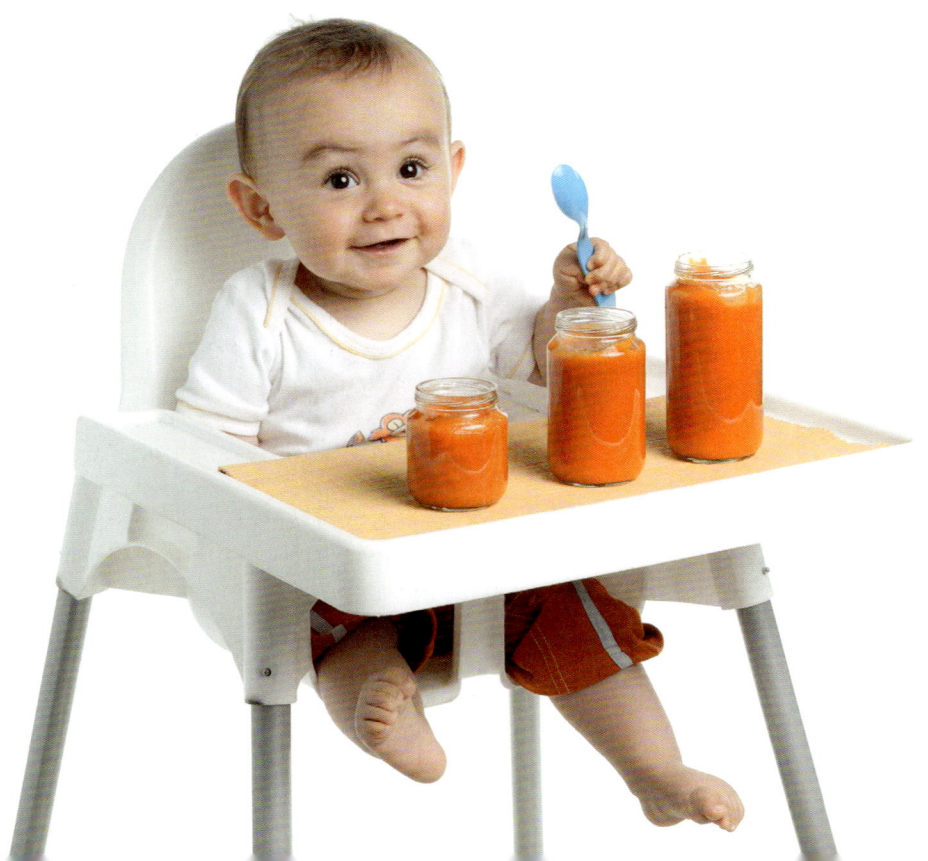

achten. Als eisenreiche Gemüsesorten eignen sich wahlweise Karfiol (Blumenkohl), Kohlgemüse, Brokkoli, Paprika, Fenchel oder Kohlrabi.

Unter den Getreidesorten nimmt Hafer als Beikost-Lebensmittel den größten Stellenwert ein. Es könnten statt Haferschleim auch Hiseflocken für Babys verwendet werden. Herkömmliche Hirse ist nur dann geeignet, wenn das „erste" Kochwasser weggegossen wird, denn sie enthält für Säuglinge ungeeignete lösliche Bestandteile.

Auch Hülsenfrüchte (Erbsen, Soja) sind eisenreich. Eine Mischung von Karotten-Erbsen mit Hirseflocken, Saft und Öl wäre als Alternative zum eisenreichen ☞ Gemüse-Hafer-Brei geeignet. „Mit Eisen angereicherte" Gemüsegläschen bzw. „Spinat mit Naturreis" (ergänzt durch Saft und Öl) kommen ebenfalls in die engere Wahl für vegetarische Beikost. Mindestens 500 ml Muttermilch oder eisenangereicherte Milchnahrung wird gebraucht. Ab dem 9. Monat kann grätenfreier ☞ Fisch, dessen Eisen zu etwa 15 % ausgenutzt werden kann, mit auf den Speiseplan.

Die Ausnutzbarkeit von Eisen aus pflanzlicher Nahrung wird verbessert, wenn gleichzeitig Fleisch oder Vitamin-C-reicher Saft aufgenommen wird. Zu den begünstigenden Nahrungsbestandteilen zählen auch Fruchtzucker und Fruchtsäure.

Gleichzeitig tierische Milch bzw. Milchprodukte in der Speise wirken sich hemmend auf die Eisenaufnahme aus.

Muttermilch hingegen verfügt über das Eiweiß Laktoferrin, das Eisen an sich bindet und sehr leicht aufnehmbar macht. Trotz geringer Eisenmenge ist sie eine gute Quelle.

Tierische Milch enthält nur wenig und schlecht ausnutzbares Eisen. Wenn nicht gestillt wird, sollte als Abendmahlzeit der Getreide-Milch-Brei mit industriell gefertigter Säuglingsmilchnahrung zubereitet werden, da Flaschennahrung ☞ „mit Eisen angereichert" ist.

Vitamin C verdoppelt die Eisenaufnahme, das heißt, es erhöht sie auf ca. 10 %, wenn es gleichzeitig mit der pflanzlichen Nahrung aufgenommen wird.

Ideal ist somit die Kombination von eisenreichem Getreide und Obst, etwa als Früchte-Hafer-Brei oder als „Obstbrot" (Rezept aus *„Pfiffige Rezepte für kleine und große Leute"* ☞ weiterführende Literatur). Vegetarische Breie zum Selberkochen finden Sie im Buch *„Rezepte und Tipps für Babys Beikost"*.

Ist das Kind auffällig blass, kann Eisenmangel die Ursache sein. Sprechen Sie bei alternativer Ernährungsweise bitte immer mit Ihrem Arzt bzw. einer Ernährungsfachkraft darüber, ob und wie Sie die Nahrung Ihres Kindes ergänzen müssen!

Vegetarisches Mittagsgläschen
Nehmen Sie ein Karotten-Kar-
toffelgläschen mit 190 g und ge-
ben Sie nun in das erwärmte
Gläschen 1 EL Baby-Haferflocken
(Haferschleim), 3 EL Apfelsaft
und 2 TL Rapsöl. Bieten Sie diese
Mischung 7-mal pro Woche als
vegetarischen Mittagsbrei an.

Ist Ihr Kind allergiegefährdet oder re-agiert es auf den frisch gepressten Orangensaft (☞ Zitrusfrüchte) mit ☞ Wundsein, können Sie stattdessen einen anderen, für Säuglinge geeigne-ten ☞ Saft verwenden, der mindestens 40 mg Vitamin C pro 100 ml enthält.
Milder Apfelsaft enthält häufig nur 30 mg Vitamin C – nehmen Sie davon einfach 4 EL.

Anstelle der Fruchtsäfte kann ab dem 10. Lebensmonat etwa eine gleich gro-ße Menge Vitamin-C-reiches Frucht-mus aus Beeren oder ☞ Kiwis verwen-det werden. Vereinzelt wird dies aber nicht vertragen. Als Alternative zu Ha-fer können auch Baby-Hirseflocken für diesen Brei verwendet werden.

Darf mein Kind Schinken oder Wurst essen?

Oft berichten Eltern, dass ihren Kin-dern beim Fleischhauer (Metzger) Schinken oder Wurst angeboten wird. Diese lieb gemeinte Aufmerksamkeit ist jedoch im 1. Lebensjahr keinesfalls sinnvoll.

Denn ☞ Schinken und Wurstwaren enthalten sehr viel Salz und belasten die Nieren. Sie sollten Wurstwaren jeg-licher Art daher frühestens mit Ende des 1. Lebensjahres anbieten.

Schinken in Gläschenprodukten wird speziell für Säuglinge salzreduziert hergestellt und kann deshalb im ☞ Bei-kostplan Verwendung finden.
Eventuell können Sie statt der Schin-kenprodukte Lammgläschen nehmen.

Kann ich meinem Kind Fisch bzw. Fischgläschen geben?

Im Urlaub werden Eltern oft mit ande-ren Gläschenprodukten konfrontiert. So werden in skandinavischen und südlichen Ländern (Frankreich, Spani-en, Italien) schon früh Gläschen mit Meeresfisch (z. B. mit Dorsch) angebo-ten. Fisch liefert hochwertiges Eiweiß, wertvolle Mineralstoffe (z. B. Jod, Eisen) und zudem die sogenannten „Fisch-öle". Letztere enthalten spezielle Fett-säuren, die nicht nur im Fischfett, son-dern auch in der Muttermilch vorkom-men. Diese haben eine wichtige Funktion für das Wachstum des Kin-des. Fisch ist in der Ernährung von Stil-lenden und Kleinkindern von großer Bedeutung.

Fisch ist allerdings auch ein starker ☞ Allergieauslöser. Andererseits zei-gen neue Studien, dass die frühe Gabe von Fisch bei nicht allergiegefährdeten Kindern vor Allergien zu schützen scheint. Dafür könnten die Fischöle verantwortlich sein.

In den späteren Beikostmonaten, eventuell ab dem 9. Monat oder erst im 2. Lebensjahr, soll einmal pro Woche gedünsteter Fisch (z. B. Forelle, Saibling, Hecht, Lachs, Scholle) auf dem Speiseplan Ihres Kindes stehen. Dabei muss sichergestellt sein, dass der Fisch grätenfrei ist!

Meeresfisch ist eine bedeutende Jodquelle. Alternative Jodlieferanten können Brokkoli, Karotten, Champignons, Grünkohl, Feldsalat und – ab dem 2. Lebensjahr – Jodsalz sein.

Kohl- und Rübensorten (z. B. Kraut, Weiß- oder Rotkohl bzw. Kohlrabi) verschlechtern die Aufnahme von Jod in den Körper und sollen deshalb nicht gleichzeitig mit Jodlieferanten verwendet werden.

Sind Eier empfehlenswert?

Eier zählen zu den eiweiß- und vitaminreichen Lebensmitteln. Aufgrund des sehr hohen Eiweißgehaltes soll Eiklar (Eiweiß) nur in kleinen Mengen in den Speiseplan aufgenommen werden. Sie können nach dem 6. Monat einen zerdrückten, hartgekochten Eidotter (Eigelb) zu einem fleischfreien Gemüsebrei geben. Oder Sie verwenden ein Viertel eines zerkleinerten, hartgekochten Hühnereies.

Eier, auch Dotter (Eigelb), lösen relativ häufig Allergien aus, sodass früher auch das Eigelb erst ab dem 2. Lebensjahr empfohlen wurde. Auch wurde geraten, beim ☞ Umstieg auf Familienkost nur eifreie Teigwaren zu verwenden. Mittlerweile wird dies – vor allem beim nicht ☞ allergiegefährdeten Kind – nicht mehr so eng gesehen.

Fette

Nahrungsfette sind unsere kompaktesten Energieträger. Sie sind wichtig für das Wachstum und versorgen den Körper mit den fettlöslichen Vitaminen A, E, D und K.

Welches Öl soll ich verwenden?

Ist das Kind eher hungrig und ist im Mittagsgläschen kein Öl enthalten (☞ Zutatenliste), können Sie 1 bis 2 TL Öl zufügen. Die Zugabe erfolgt direkt vor der Mahlzeit, denn das Öl soll nicht unnötig erwärmt werden. Selbstgefertigte Breie sollen ab dem 7. Monat je 100 g etwa 2 TL Fett enthalten.

Geeignete Ölsorten sind Rapsöl, Maiskeim- oder Sonnenblumenöl. Diese enthalten wichtige „ungesättigte" Fettsäuren (z. B. Linolsäure), die der Körper für das Zellwachstum braucht. Butter wird erst mit Beginn der Familienkost auf dem Brot angeboten.

Kaltgepresste Öle werden wegen der darin enthaltenen natürlichen Aromastoffe der Ölfrüchte und der Schwermetalle (aus Boden und Luft) erst nach dem 12. Lebensmonat empfohlen. Es sollten in den ersten Beikostmonaten nur raffinierte Öle verwendet werden, auch wenn sie leider nicht in BIO-Qualität zur Verfügung stehen. Nach dem 12. Monat können Sie auf ein biologisches, kaltgepresstes oder mild gedämpftes Öl wechseln.

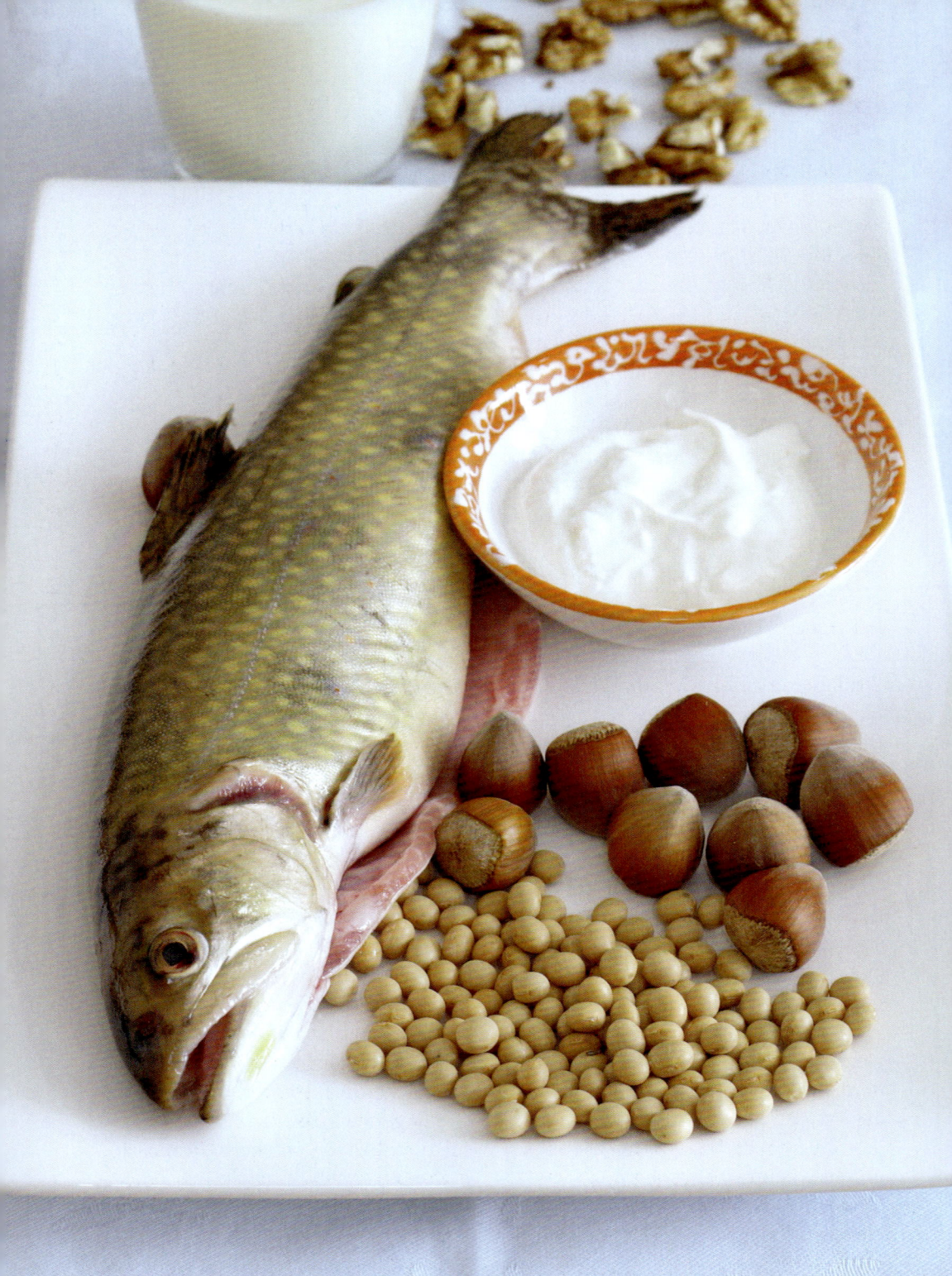

ALLERGIEPRÄVENTION IM SÄUGLINGSALTER

Die wichtigsten Maßnahmen zur Verhinderung von Allergien (Allergieprävention) werden in den ersten 4–6 Lebensmonaten gesetzt. In diesem Zeitraum ist das Kind besonders anfällig, Allergien auf Lebensmittel zu entwickeln, speziell wenn es ein erhöhtes ☞ Allergierisiko hat. Denn die Darmschleimhaut ist noch relativ durchlässig für Allergene (Allergieauslöser).

> *Im 1. Lebenshalbjahr soll möglichst ausschließlich gestillt werden. Jegliche Beikost (Tee, Säfte, Breie), vor allem solche mit häufig allergieauslösendem artfremden Eiweiß (Kuhmilch, Soja, Nüsse, Fisch, Hühnerei), soll möglichst gemieden werden.*

Maßnahmen im 1. Lebenshalbjahr

Hier eine kurze Zusammenfassung der wichtigsten Maßnahmen in den ersten 6 Monaten:

• Studien weisen darauf hin, dass bestimmte probiotische Keime, die der Mutter vor der Geburt und in der Stillzeit gegeben werden, eine Schutzwirkung haben. Auch die Art der Geburt spielt eine wichtige Rolle in der Allergieprävention, da vaginal entbundene Kinder rascher eine schützende Darmflora aufbauen als per Kaiserschnitt entbundene.

• Stillen fördert den Aufbau einer gesunden, vielfältigen Darmflora. Der beste Schutz für Ihr Kind gegen eine Allergie liegt in einer langen Stillzeit. Stillen Sie möglichst 6 Monate ausschließlich und beginnen Sie frühestens Anfang des 7. Lebensmonats schrittweise mit der Beikost. Da viele Studien nur über Stillzeiten von 3 bis 4 Monaten gemacht wurden, kann bislang nicht gesichert gesagt werden, wie lange optimalerweise zur Allergieprävention gestillt werden sollte. Manche Ärzte raten aufgrund dieser Datenlage daher dazu, nur mindestens 4 Monate zu stillen. Geben Sie 6 Monate langem ☞ Stillen trotzdem den Vorzug! Es könnte im Einzelfall auch länger nötig sein.

• Informieren Sie das Krankenhauspersonal rechtzeitig über eine Allergiegefährdung Ihres Kindes, sodass bei eventueller Zufütterung nur ☞ HA-Nahrung verwendet wird.
Herkömmliche Säuglingsmilch enthält ungespaltenes Kuhmilcheiweiß und ist somit, wenn zugefüttert werden muss, nicht geeignet.

Es kam vereinzelt vor, dass Firmen – trotz eines auf den Anforderungskärtchen angegebenen, erhöhten Allergierisikos des Kindes – herkömmliche Folgenahrung statt HA-Nahrungen als Probe versandt haben.

Babys können auf Folgenahrung leichter eine Allergie entwickeln als auf HA-Nahrung, vor allem wenn sie vorzeitig (vor Ende des 6. Monats) gegeben wird. Achten Sie deshalb immer darauf, nur die entsprechende Nahrung zu geben!

• Soja-Nahrungen sind zur Vorbeugung von Allergien nicht geeignet, da sie ebenso oft Allergien auslösen können. Auch ☞ Schaf-, Ziegen- oder Stutenmilch sind nicht zu empfehlen. Denn es handelt sich dabei ebenfalls um artfremdes Eiweiß, das ein Allergieauslöser sein kann. Die Zusammensetzung der unveränderten Milchen deckt sich nicht mit dem Nährstoffbedarf eines Säuglings.

• Vermeiden Sie im 1. Halbjahr Kräutertees, sofern diese nicht zu medizinischen Zwecken eingesetzt werden. Zuckerfreie ☞ Instanttees sind meist mit speziellen Eiweißbausteinen gesüßt. Jedes überflüssige Eiweiß birgt ein zusätzliches Allergierisiko.

Als Durstlöscher ist daher Muttermilch bzw., wenn HA-Nahrung gegeben wird, auch zusätzlich Wasser nach wie vor das beste Getränk. Ab dem 7. Lebensmonat können Sie ungesüßten ☞ Tee anbieten. Oder Sie verdünnen ☞ Obstsaft sehr stark.

• Neben der Ernährung kommt der Pflege der Haut eine besondere Bedeutung zu. Verzichten Sie möglichst auf Pflegeprodukte, sie sind meist nicht notwendig!

Baden Sie Ihr Kind in klarem Wasser ohne Badezusatz, und verwenden Sie beim Wickeln weder Öl- noch Feuchttücher, sondern ein feuchtes Papiertuch zur Reinigung! Pflegeprodukte für Babys Haut können eventuell Kuhmilchbestandteile (z. B. Molkepulver) bzw. andere Allergieauslöser enthalten. Lesen Sie das Etikett!

• Verwenden Sie beim Waschen der Babywäsche nur wenig Waschpulver, und schalten Sie ein zusätzliches Spülprogramm ein. Waschmittelrückstände sollten nicht auf empfindliche Haut kommen. Statt eines Weichspülers können Sie zum Neutralisieren der Waschlauge ca. 1 EL Essig beim Spülen beigeben.

Maßnahmen im 2. Lebenshalbjahr

Laut neuen Studien und langfristig gesehen, kann **Allergieprävention im 2. Lebenshalbjahr** Allergien nicht verhindern, sondern nur verzögern. Je später eine Allergie auftritt, desto länger bleiben Kind und Eltern jedoch von den Auswirkungen verschont.

Nach derzeitigem Wissensstand lässt sich das Auftreten einer Allergie durch einen späteren Beikostbeginn oder das Vermeiden von allergieauslösenden Lebensmitteln kaum beeinflussen.
Eventuell gibt es sogar für einzelne Lebensmittel bestimmte „Zeitfenster", zu denen ein Beikostbeginn sinnvoll wäre, damit das Kind eine Toleranz entwickelt. Diese könnten für einzelne Lebensmittel möglicherweise schon im 5. oder 6. Monat liegen.
Doch diese „Zeitfenster" sind noch Hypothese und müssen erst durch Studien zu den jeweiligen Lebensmitteln erhärtet werden. Bislang lässt sich aus den Studien noch keine ausreichend gesicherte Empfehlung ableiten.

Dennoch sollte Allergieprävention allen Eltern von ☞ allergiegefährdeten Kindern einen Versuch wert sein! Denn es macht einen Unterschied, ob *„sich das Kind mit einem halben Jahr am ganzen Körper blutig kratzt oder im Kleinkindalter ein wenig Juckreiz hinterm Ohr verspürt"* – wie das eine Kinderärztin sehr treffend formulierte, als sie davon sprach, Beikost lieber etwas später zu geben.

Hier ein Überblick über Maßnahmen im 2. Halbjahr:

• Als gesichert gilt, dass sehr früher Beikostbeginn (vor dem 5. Monat) Allergien hervorbringen kann, weil der Darm noch zu durchlässig ist. Sobald neue Lebensmittel in den Speiseplan aufgenommen werden, können Allergien darauf auftreten. Ich empfehle den ☞ Beikostbeginn etwa Anfang des 7. Monats, nachdem 6 Monate voll gestillt wurde, bzw. wenn das Kind ☞ beikostbereit ist.
Gerade allergiegefährdete Säuglinge lehnen jedoch manchmal Beikost noch im 7. bis 9. Monat gänzlich ab. Probieren Sie ab und zu, wieder Beikost anzubieten und vertrauen Sie ansonsten auf den Instinkt Ihres Kindes. Zwar wird mit 6 Monaten Eisen knapp, aber Muttermilch enthält gut verfügbares Eisen und industrielle Säuglingsnahrungen sind mit Eisen angereichert. Lassen Sie den Kinderarzt den Eisenspiegel eventuell kontrollieren.

• Ergänzend zur Beikost soll weiterhin gestillt werden, im Idealfall im gesamten 1. Lebensjahr und länger, wenn Sie und Ihr Kind es wollen.
Es gibt starke Hinweise, dass ein Weiterstillen während der Einführung von Beikost allergiepräventiv wirkt.

• Nicht nur bei erhöhtem ☞ Allergierisiko soll immer nur ein Lebensmittel nach dem anderen eingeführt werden.

Eine mögliche Abfolge finden Sie im ☞ Beikostplan 1.

Die Zeit zwischen den einzelnen neu dazugenommenen Lebensmitteln sollte zumindest 4 Tage betragen. Es kann aber auch im Wochenrhythmus vorgegangen werden.

Bislang gab es in unserem Buch einen allgemeinen Beikostplan und einen für allergiegefährdete Kinder. Manche Untersuchungen und die Leitlinie des Aktionsbündnisses Allergieprävention (☞ Seite 167) sprechen sich aber für möglichst große Abwechslung und einem Zutatenabstand von ca. 4 Tagen aus, sodass ich mich entschieden habe, **für alle Kinder einen Beikostplan** mit diesen Vorgaben zu wählen.

Die neue Zutat sollte zumindest ca. 4 Tage beibehalten werden und an aufeinanderfolgenden Tagen gegeben werden. Sie können aber verschiedene Breie (Gläschen) mit der neuen Zutat ausprobieren.

> *Bitte nutzen Sie die Rubrik „Notizen" zum Aufschreiben der tatsächlichen Beginnzeiten und achten Sie auf einen Abstand von mindestens 4 Tagen! Sie können gerne auch langsamer vorwärtsgehen.*

Normalerweise tritt eine allergische Reaktion erst nach der 2. Gabe der Zutat auf. Wenn eine Zutat jedoch schon vorher gegeben wurde (Säuglingsmilch basierend auf Kuhmilch nach der Geburt) oder das Kind extrem sensibel ist, reagiert es eventuell auch auf Muttermilch (☞ Seite 36).

Sofortreaktionen sind in der Regel gefährlicher und benötigen rasche ärztliche Hilfe. Verzögerte Allergiereaktionen treten bis zu 3 Tage nach dem Beginn des Verabreichens einer neuen Sorte auf. Das erklärt den Abstand von mindestens 4 Tagen bis zur nächsten Gabe einer neuen Zutat.

Aufgrund des Zeitabstandes wird es im Fall allergischer Reaktionen für Sie bzw. Ihren Arzt offensichtlicher, welches Lebensmittel der Allergieauslöser war. Beobachten Sie das Allgemeinbefinden Ihres Kindes und achten Sie auf ☞ Allergiesymptome!

• Für allergiegefährdete Kinder sind einfache Breie mit wenigen Zutaten am besten, egal ob als Gläschenkost oder selbstgekocht. Vermeiden Sie in den ersten 2 Beikostmonaten Breie mit mehr als 3 bis 4 Zutaten exklusive Öl-, Hafer- und Saftzugabe. Manche Hersteller kennzeichnen diese Gläschenbreie durch ein großes „A".

Lesen Sie trotzdem die Angaben auf dem Etikett oder nutzen Sie unsere ☞ Gläschen-Übersicht! Auch später ist es sinnvoll, nicht jedes „Gemüseallerlei" oder jede Art von „Vielkornflocken" zu verwenden. Die Anzahl der Lebensmittel sollte nur so groß sein, dass eine ausgewogene Ernährung sichergestellt ist. Innerhalb dieser Auswahl sollte abgewechselt werden.

• Der allergieauslösende Bestandteil eines Lebensmittels ist zumeist das Eiweiß. Dieses wird beim Kochen verändert (denaturiert) und kann dadurch eventuell (z. B. bei Äpfeln) seine allergieauslösende Wirkung verlieren.

Führen Sie deshalb neue Lebensmittel immer erst in gekochtem Zustand ein und stellen Sie die Verträglichkeit fest, bevor Sie sie roh anbieten. Beobachtet wird auch vereinzelt, dass Allergien zurückgehen, wenn die Qualität der Nahrungsmittel auf BIO wechselt.

Häufige Allergieauslöser

Kuhmilch, Hühnerei, Soja, Weizen, Fisch und Nüsse sind jene Lebensmittel, die häufig eine Allergie auslösen. Durch Weglassen dieser Lebensmittel kann das Auftreten von Allergien zwar oft nicht verhindert, aber auf einen späteren Zeitpunkt verschoben werden.

Ob es sinnvoll ist, die genannten Lebensmittel im gesamten 1. Lebensjahr zu meiden ist umstritten. Manche Studien verweisen auf längerfristige Vorteile, andere wiederum nicht. Es bleibt Ihnen überlassen, ob Sie diese Lebensmittel mehr als 6 Monate vermeiden wollen. Bei einem Verzicht darauf muss eine ausreichende Versorgung mit allen wichtigen Nährstoffen gewährleistet sein. Lassen Sie sich von Ihrem Arzt bzw. einer Ernährungswissenschafterin beraten, bevor Sie bestimmte Nahrungsmittel komplett aus dem Speiseplan Ihres Kindes streichen!

Kuhmilch

Kuhmilch ist eine der häufigsten Ursachen für eine Lebensmittelallergie im Säuglingsalter.

Es ist nicht erwiesen, dass im späteren Alter bei generellem Weglassen der Kuhmilch weniger Allergien auftreten. Dennoch empfehle ich die Einführung von Kuhmilch erst ab der Umstellung auf Familienkost mit Ende des 1. Lebensjahres.

So kann, vor allem wenn bereits eine Allergie auf Kuhmilch in der Familie vorkommt, das Auftreten einer Kuhmilchallergie eventuell noch etwas hinausgezögert werden.

Als Milchnahrung sollte im 1. Lebensjahr idealerweise nur Muttermilch angeboten werden. Ist dies nicht (mehr) möglich, wird eine Spezialnahrung gegeben. Zumindest im 1. Halbjahr soll eine ☞ HA-Nahrung oder bei Allergie auf Kuhmilch eine ☞ Semi-Elementar-Nahrung angeboten werden. Diese kann auch zur Zubereitung des ☞ Getreide-Milch-Breies verwendet werden. Hat der Kontakt mit Kuhmilch durch herkömmliche Säuglingsmilchnahrung, Probepackungen davon, milchhaltige Gläschen, Fertig-Milchbrei, milchhaltige Kekse etc. bereits mehrfach stattgefunden und wurde keine Reaktion beobachtet, brauchen die vorbeugenden Maßnahmen zur Prävention von ☞ Kuhmilchallergie nicht weiter eingehalten werden.

Wenn jedoch Allergiesymptome aufgetreten sind, ist der Kinderarzt oder ein Allergologe zu konsultieren!

Mittlerweile gibt es auch Fertigbreie mit HA-Nahrung (Milupa), die jedoch ziemlich gesüßt sind. Bei hohem Allergierisiko ist auch die Gabe des gluten-, soja- und milcheiweißfreien Breies *"Sinlac"* (Nestlé) möglich.

Vermeiden Sie bitte sämtliche tierische ☞ Milchen und Milchprodukte, wie z. B. Vollmilch, Magermilch, Molke, ☞ Joghurt, Topfen (Quark), Rahm (Sahne), Butter und Milchpulver (auch aufgrund der hohen Eiweißlast). Milcheiweiß kann in Gläschen, in Fertig-Milchbreien, in ☞ Keksen (Plätzchen) und Zwieback, in Semmeln (Brötchen) und Brot aus Backmischungen, in Kipferln (in speziellem, hörnchenförmigem Briochegebäck) und in anderen Backwaren versteckt sein. Wurst- und Margarinesorten enthalten manchmal Milchpulver! Bitte lesen Sie deshalb die Zutatenliste genau durch!

> Bei den folgenden Bezeichnungen in der Zutatenliste müssen Sie mit Kuhmilcheiweiß im Produkt rechnen: Milchprotein, Milchserum, Milchzucker, Lactose, Molkenpulver, Molkenprotein, Lactalbumin, Lactoglobulin und Casein (Kasein).

Manche empfindliche Kuhmilchallergiker müssen auch bei der Verschreibung von Medikamenten auf lactosefreie Produkte achten!

Allergiegefährdete Kinder beginnen erst etwa im 12. Lebensmonat am Familientisch mitzuessen. Ab dann kann Kuhmilch, zuerst probeweise verdünnt, nach und nach unverdünnt, angeboten werden.

Machen Sie zuvor einen Test auf extreme Sensibilität, indem Sie etwas Kuhmilch auf den Handrücken des Kindes tropfen und leicht verreiben. Sollten Hautreaktionen auftreten, kontaktieren Sie bitte Ihren Kinderarzt!

Genauer können Sie die Maßnahmen für das 2. Lebensjahr im Kapitel *"Was tun, wenn mein Kind allergiegefährdet ist?"* in *"Essen und Trinken im Kleinkindalter"* (☞ weiterführende Literatur) nachlesen.

Eier

Hühnereier können häufig sehr heftige Allergiereaktionen auslösen und sollten deshalb eher spät im 1. Lebensjahr oder erst im 2. Lebensjahr eingeführt werden. Gleiches gilt für alle eihaltigen Produkte (☞ Eierteigwaren, verschiedene Brote und Backwaren, panierte Fleisch- und Fischprodukte, Knödel / Klöße, Mayonnaise, Suppen, Speiseeis usw.).

Wenn Sie selbst auf Ei allergisch reagieren, beachten Sie bitte auch, dass manche Shampoos und manche Impfstoffe dieses Eiweiß enthalten. Erkundigen Sie sich bei Ihrem Kinderarzt!

Fisch

Zu den Lebensmitteln, die häufig starke Allergien auslösen, zählt auch der ☞ Fisch. Ist das Kind allergiegefährdet, soll speziell Meeresfisch frühestens gegen Ende des 1. Lebensjahrs gegeben werden. Andere Meeresfrüchte sollen sogar noch bis weit ins 2. Lebensjahr gemieden werden.

Nüsse

Eine Allergie auf Hasel- oder Walnüsse kommt bei Säuglingen und Kleinkindern zwar selten vor, verläuft dafür aber umso heftiger. Allergien auf Erdnüsse (diese sind botanisch nicht mit den Nüssen verwandt) kommen im Kleinkindalter immer häufiger vor und haben einen ebenso dramatischen Verlauf. Leider kommen Nüsse sehr oft versteckt in Lebensmitteln vor, z. B. in Brot, Backwaren, Cornflakes, Süßigkeiten oder Schokolade.

Wenn in der Zutatenliste pflanzliches Eiweiß oder pflanzliches Fett angegeben sind, können sich auch Nussbestandteile dahinter verstecken. Auch die Herstellung von Lezithin (E322) kann aus Erdnüssen (oder Soja bzw. Hühnerei) erfolgen. Das Weglassen von Lezithin ist allerdings nur für starke Allergiker von Bedeutung.

Näheres zur Einführung von Nüssen und Samen in den Speiseplan finden Sie im Buch „*Essen und Trinken im Kleinkindalter*" (☞ *weiterführende Literatur*).

Ungeriebene Nüsse sollten generell in den ersten beiden Lebensjahren gemieden werden, auch wenn kein Allergierisiko besteht. Sie sind häufig Ursache von Verschlucken.

Soja

Säuglingsnahrungen auf Sojabasis haben in den USA die Anzahl an Soja-Allergikern emporschnellen lassen. Deshalb werden ☞ Soja-Nahrungen nicht mehr zur Allergieprävention empfohlen. Ebenso sollten Getreide-Soja-Breie (z. B. *SOM Brei*, Fa. Milupa) nur eingesetzt werden, wenn bereits Soja-Nahrung als Muttermilchersatz angeboten und vertragen wird (☞ Seite 61).

Kuhmilchallergiker entwickeln häufig auch eine Allergie auf Soja. Beim Selberkochen der Beikost lässt sich Soja relativ einfach vermeiden. Bei der Umstellung auf Familienkost wird es schwieriger, da Soja in der Herstellung verschiedenster Lebensmittel wie Brot und Backwaren, Wurst, Brotaufstrichen, Margarine, sehr vielen Fertiggerichten, Suppen, Saucen und Süßwaren Verwendung findet.

Folgende Bezeichnungen in der Zutatenliste lassen auf Sojaprodukte schließen: pflanzliches Eiweiß (Protein), pflanzliches Fett, Emulgator, Stabilisator, Lezithin (E322), Bindemittel usw.

Weizen

Weizen ist hierzulande der Hauptauslöser für Getreideallergien (nicht zu verwechseln mit ☞ Zöliakie, einer Glutenunverträglichkeit).

Im Abendbrei, wenn mehr an Getreide gegessen wird, soll zuerst Reis (bzw. ☞ Hirse), später Hafer und erst im Anschluss Weizen verwendet werden.

In unseren Breiten ist Weizen das Hauptgetreide und dementsprechend „überall" (in Nudeln, Brot, Backwaren,

Desserts, Zwieback, etc.) enthalten. Folgende Bezeichnungen in der Zutatenliste deuten auf ein Weizenprodukt hin: Grieß, Mehl, Stärke, Kleie, Getreideflocken, Bindemittel, Backpulver, Malz, Semmelbrösel (Paniermehl) usw.

Weizenallergiker sollten wissen, dass auch Dinkel und Grünkern (Urformen des Weizens), Roggen, Gerste und Hafer botanisch mit dem Weizen verwandt sind und es daher zu ☞ Kreuzreaktionen kommen kann.

Zitrusfrüchte

Orangen, Zitronen und andere Zitrusfrüchte verursachen ebenfalls Allergien, wenn auch nicht so häufig.

Der hohe Säureanteil (Ausnahme: kleinere Mengen Mandarinen) führt oft zu ☞ Wundsein beim Kind. Beachten Sie, dass manche Gläschenprodukte und Kuchenwaren Zitrusfrüchte als Geschmackskomponente bzw. Vitamin-C-Lieferanten enthalten. Wenn Sie Beikost selbst zubereiten oder anreichern, sollten Sie als vitaminreichen ☞ Saft einen milden Apfelsaft verwenden. Bevorzugen Sie als Vitaminlieferanten in den ersten 2 Lebensjahren heimisches ☞ Frischobst der Saison!

Weitere Maßnahmen

Neben diesen generellen Maßnahmen, die bei erhöhtem Allergierisiko emp-

fohlen werden, gibt es spezielle Maßnahmen, die abhängig von den in Ihrer Familie auftretenden Allergien sinnvoll sein könnten. Haben Eltern oder Geschwister eine Allergie auf ein bestimmtes Lebensmittel (z. B. Tomaten), können Sie dieses evtl. erst spät in den Speiseplan Ihres Kindes einbauen.

Auch kreuzreagierende Lebensmittel können berücksichtigt werden. So wird man bei einem Latexallergiker als Elternteil weder Latexsauger verwenden noch Banane oder Avocado als frühes Lebensmittel einführen. Bei deren ersten Gaben müssen Sie Ihr Kind besonders beobachten.

Die Liste der kreuzreagierenden Lebensmittel ist lang. Manche dieser Lebensmittel (wie z. B. Nüsse, exotische Obstsorten) lassen sich relativ einfach aus dem Menüplan streichen.

Doch oftmals ist die Zusammenstellung eines Beikostplanes für ein Allergierisikokind komplizierter. Ohne fachliche Begleitung kann es zu einer Mangelversorgung Ihres Kindes kommen. Lassen Sie sich deshalb eventuell persönlich beraten!

Unser kostenpflichtiges Beratungstelefon, an dem Sie mich persönlich aus Österreich erreichen können, lautet: (0900) 34 01 01.

Gerne helfe ich Ihnen in Ihrem speziellen Fall auch aus Deutschland und der Schweiz weiter (☞ „Beratung" unter www.kinderkost.com).

Maßnahmen im Ernährungsbereich können natürlich nur auf Lebensmittelallergien Einfluss nehmen. Sie müssen durch Maßnahmen im Umfeld des Kindes ergänzt werden.

Gefährdende Umweltfaktoren (wie Rauchen, Haustiere, Hausstaubmilben, Schimmelpilzgifte) erhöhen die Häufigkeit von allergischen Erkrankungen. Vermeiden Sie daher mit Ihrem Kind verrauchte Räume, und verzichten Sie bei Hochrisikokindern (beide Elternteile allergisch) möglichst auf Katzen, Meerschweinchen, Kaninchen oder Vögel als Haustiere!

Felle, Teppichböden und Gardinen im Kinderzimmer, in denen sich die Hausstaubmilben heimisch fühlen, sind wenig geeignet! Waschen Sie die Kuscheltiere Ihres Kindes regelmäßig. Eventuell kann die Matratze mit einem Spezialüberzug (Encasing) gegen Hausstaubmilben geschützt werden.

Vermeiden Sie ein Innenraumklima, das Schimmelpilzwachstum begünstigt. Dazu zählen eine hohe Luftfeuchtigkeit und mangelnde Luftzirkulation.

Woran kann ich eine mögliche Allergie erkennen?

Es ist nicht einfach, den Zusammenhang zwischen Nahrung und Reaktion herzustellen, denn es gibt bei Allergien unterschiedlich lange Reaktionszeiten. Sofortreaktionen treten schon wenige Minuten bis Stunden nach der Einnahme des Lebensmittels auf. Verzögerte allergische Reaktionen brauchen bis zu 72 Stunden von der Mahlzeit bis zum Auftreten der Beschwerden.

Oft sind einzelne Lebensmittel nur schwer als Auslöser zu erkennen. Unterstützend bei der Diagnose helfen dann ein „Essenstagebuch" bzw. Anmerkungen im ☞ Beikostplan.

Dabei werden in einem Kalender mit Stundeneinteilung auffällige Reaktionen des Kindes den aufgenommenen Speisen und Getränken gegenübergestellt (siehe www.kinderkost.com).

Häufige Allergiesymptome im Säuglingsalter

• **Verdauungsbeschwerden:** Bauchschmerzen, ☞ Blähungen, ☞ Durchfall, Erbrechen, manchmal auch zusätzlich verschleimter Stuhl.

• **Hautveränderungen:** Ekzem oder eine juckende Rötung der Haut (z. B. Neurodermitis) an besonders empfindlichen Stellen (z. B. in den Ellenbeugen) oder auf dem gesamten Körper. Schwellungen und Brennen an Lippen, Zunge und Hals.

Doch nicht jede Verdauungsstörung ist gleich eine allergische Reaktion, nicht jeder Hautausschlag das Zeichen einer Allergie. Gehen Sie daher auf keinen Fall von vornherein davon aus, dass es sich um eine Allergie handelt. Speziell bei Neurodermitis steckt manchmal keine Lebensmittelallergie dahinter, und es kann bei starken Einschränkungen der Nahrungsmittelauswahl zu einer unzureichenden Versorgung des Kindes mit Nährstoffen kommen.

• **Reaktionen der Atemwege** (Husten, Asthma) sowie Niesen, Schnupfen und

Schwellungen der Nase können zwar seltener, aber ebenfalls auftreten.

> *Lassen Sie von einem auf Allergien spezialisierten Kinderarzt oder einem Allergologen eine gründliche Diagnose stellen.*

Neben der Erfragung der Krankenvorgeschichte und Auswertung eines Allergie-Tagebuches kann der Arzt anhand verschiedener Testverfahren allergische Reaktionen im Blut (RAST-Test) oder auf der Haut (Pricktest) feststellen. Mit einem positiven Haut- oder Bluttest ist eine Allergie jedoch noch nicht eindeutig nachgewiesen!

Nur durch Weglassen des verdächtigen Lebensmittels (Eliminationsdiät) und der anschließenden Wiedereinführung (Provokation) lässt sich eine Lebensmittelallergie sicher feststellen!
Führen Sie bitte derartige Ernährungsumstellungen immer nur auf Anweisung Ihres Arztes und in Begleitung durch eine Ernährungsfachkraft durch (☞ Adressverzeichnis, Seite 173).

Treten bei der Gabe einer bestimmten Beikost **sofort starke allergische Reaktionen auf,** darf dieses Lebensmittel nur unter ärztlicher Aufsicht ein 2. Mal gegeben werden. **Es besteht die Gefahr einer schockartigen Reaktion des Kindes.** Diese ist zwar sehr selten, aber gefährlich, weil sie Atemtätigkeit und Herzfunktion beeinträchtigen kann.

Mein Kind hat eine Allergie auf Kuhmilch

Wenn der Allergologe ein Allergie auf Kuhmilcheiweiß festgestellt hat, müssen verschiedene Maßnahmen beachtet werden. Bei gestillten Kindern muss die Mutter eventuell Milchprodukte in ihrer Ernährung nach Anleitung eines Arztes oder einer Ernährungsfachkraft ca. ein halbes Jahr bis ein Jahr lang meiden und ersetzen.
Die in der Muttermilch in Spuren enthaltenen Lebensmittel-Bausteine können eine ☞ „Muttermilchunverträglichkeit" hervorrufen. Wird das Kind bereits mit der Flasche gefüttert, darf weder herkömmliche Säuglingsmilchnahrung (☞ PRE, 1er, 2er) noch ☞ HA-Nahrung gegeben werden. Man verwendet in diesem Fall sogenannte ☞ Semi-Elementar-Nahrungen.
Vorsorgend sollten Sie für (unerwartete) Ausnahmesituationen immer passende Nahrung bereithalten, egal ob es sich um Ausflüge oder Krankenhausaufenthalte handelt.
Kinderärzte empfehlen statt Semi-Elementar-Nahrung nur dann eine milchfreie ☞ Soja-Nahrung, wenn das Kind die Semi-Elementar-Nahrung komplett verweigert. Eine Absprache mit dem Kinderarzt ist unbedingt erforderlich!

Als Getreidebrei hat sich neben milchfreien Getreidebreien auch der gluten-, milch- und sojafreie Spezialbrei *„Sinlac"* (Nestlé) bewährt, der entweder mit Spezialnahrung, Obst, Gemüse oder – wie das eine Mutter einer 14-monatigen Neurodermitikerin als Notlösung herausfand – mit Reismilch zubereitet werden kann. Reismilch ist allerdings kein richtiger Milchersatz und sollte nur als Ergänzung zur Muttermilch oder Semi-Elementar-Nahrung verwendet werden.

Einige Eltern greifen statt zu Soja-Nahrungen oder Semi-Elementar-Nahrung gerne zu abgekochter, verdünnter ☞ Schaf- oder ☞ Ziegenmilch. Für den Säugling sind diese jedoch noch zu unausgewogen!

Wenn Kinder auf den Eiweißanteil Casein reagieren, der in allen Milchsorten ähnlich ist, darf keinerlei tierische Milch gegeben werden. Ist das nicht der Fall, sind Ziegen- oder Schafmilch im Kleinkindalter (ab einem Jahr) als Kuhmilchersatz geeignet.

Eine spezielle Säuglingsziegenmilch, der allerdings keine Folsäure zugesetzt ist, ist von der Firma Holle erhältlich.

Einige Fachgremien sprechen sich jedoch gegen die Verwendung von Ziegen- oder Schafmilch beim kuhmilchallergischen Kind aus. Klären Sie diese Frage zuvor mit Ihrem Kinderarzt!

Nähere Informationen erhalten Sie bei Ärzten und Ernährungsfachkräften, an unserem Beratungstelefon (aus Österreich: 0900 34 01 01), via Mail-Beratung (siehe www.kinderkost.com) sowie bei div. Organisationen, z. B. der ÖGAST und dem DAAB (☞ Adressverzeichnis).

Ein beruhigender Hinweis
Allergien, die im Säuglings- oder Kleinkindalter auftreten, gehen häufig wieder zurück, wenn das Kind eine Zeit lang ohne den Allergieauslöser ernährt wird. Sie müssen dazu jedoch den Auslöser über einen längeren Zeitraum konsequent meiden.

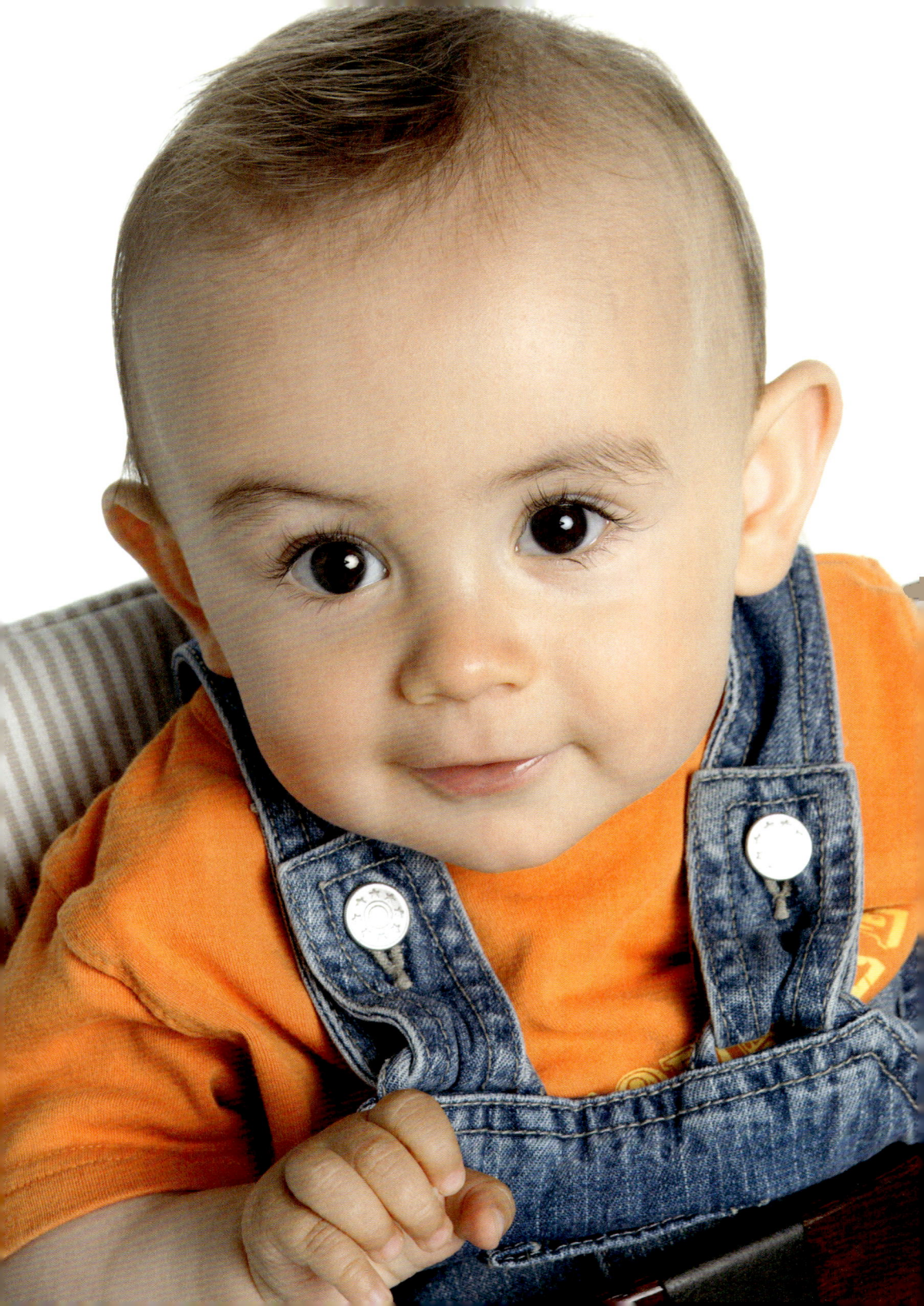

FAMILIENKOST FÜR KLEINE LEUTE

Der Umstieg zur Familienkost beginnt mit dem 10. Monat. Mit dem 12. Monat enden viele Empfehlungen, die davor für die Ernährung gegolten haben. Nun wird vieles leichter.

Pluspunkte im 2. Lebensjahr

Im Kleinkindalter (2. bis 6. Lebensjahr) wird Ihr Kind viel Neues kennenlernen und auch neue Gerichte ausprobieren. Nutzen Sie die Chance, in diesem Alter die Weichen für eine gesunde Ernährung zu stellen.

Folgende Punkte sollten Sie im 2. Lebensjahr beachten:

• Bleiben Sie noch bei einfacher Kost! Immer wieder stößt man auf Eltern, die voller Stolz erzählen, was ihr Kind schon alles ausprobiert hat – Chips, Hamburger, ja sogar schon Überraschungseier! Lassen Sie sich von solchen Meldungen nicht zum „Gleichziehen" verleiten, sondern vertrauen Sie Ihrem Wissen und Ihrem Instinkt!

• Nach dem 12. Lebensmonat können herkömmliche Kuhmilchprodukte in den Speiseplan aufgenommen werden. Beginnen Sie mit kleinen Mengen an Topfen (Quark) oder Joghurt, und steigern Sie die Menge langsam. Auch Grießbrei können nun mit Kuhmilch (in der 1. Woche noch mit 1/3 Wasser verdünnt) angerührt werden.

• Am Anfang des 2. Lebensjahres sollten im Tagesspeiseplan insgesamt 2 – 3 milchhaltige Mahlzeiten vorhanden sein, z. B. morgens Muttermilch oder eine Tasse Milch, mittags ein Joghurt als Nachspeise und abends ein Käsebrot oder Muttermilch. Dadurch erhält Ihr Kind die notwendige Menge Calcium, die es für sein Knochenwachstum braucht.

• Gegen Ende des 1. Lebensjahres können viele Kinder schon selbstständig aus einer (Schnabel)tasse trinken. Bieten Sie laufend für das Kind gut sichtbar ☞ Getränke an, denn Ihr Kind braucht jetzt etwas mehr Flüssigkeit und ist durch sein Spiel und die Erforschung der Welt wahrlich abgelenkt.

• Meiden Sie weiterhin allzu fettreiche Lebensmittel (z. B. Bratwurst, Mayonnaise) bzw. gebratene oder frittierte Speisen, blähende Gemüsesorten (z. B. Linsen, Bohnen, verschiedene Kohlarten) und stark gewürzte, gesäuerte oder gesalzene Speisen (☞ Rohschinken, Fertigsalate bzw. -saucen, gewürzte Fertiggerichte, Dosengemüse).

• Behalten Sie auch in Erinnerung, dass noch im 2. Lebensjahr rohes ☞ Getreide (z. B. herkömmliche Müsliflocken) eine zu große Belastung für den kindlichen Darm darstellt. Als „Gesundheitsdetektiv" Ihres Kindes sollten Sie natürlich auch ein wachsames Auge auf Süßigkeiten (Eis oder Schokolade) und Ketchup (sehr zuckerhaltig) haben. Zu Geburtsagsfesten etc. ist Süßes meist unumgänglich, aber häufig lässt es sich mit einfachen Mitteln vermeiden.

Nähere Informationen zur Ernährung im Kleinkind- und Vorschulalter finden Sie in meinem Buch *„Essen und Trinken im Kleinkindalter"*. Dort erfahren Sie die richtige Zusammenstellung der Nahrung aus allen Lebensmittelgruppen und erhalten praxisnahe Angaben, z. B. *„in Kinderhandvoll"*.
Für die praktische Umsetzung bieten wir Ihnen Tipps und Rezepte in *„Pfiffige Rezepte für kleine und große Leute"* (☞ *weiterführende Literatur*). Beide Bücher sind bei unserem Verlag unter **www.kinderkost.com** erhältlich.

Ich hoffe, das vorliegende Buch konnte alle Ihre Fragen zum Thema „Säuglingsernährung" beantworten. Sollten Sie dennoch weitere Fragen zur Ernährung Ihres Kindes auf dem Herzen haben, nutzen Sie aus Österreich unser **Beratungstelefon (0900) 34 01 01.**

Ich wünsche Ihnen von ganzem Herzen viel Erfolg beim Anwenden des neu erworbenen Wissens und viel Freude an der Entwicklung Ihres Kindes.

Ihre

Ingeborg Hanreich

ABKÜRZUNGEN

AR	Antireflux
BSE	Bovine Spongiforme Enzephalopathie (Rinderwahn)
EL	Esslöffel
g	Gramm
HA	hypoantigen bzw. hypoallergen
IBCLC	International Board of Certified Lactation Consultant, Stillberaterin
TL	Teelöffel
l, ml	Liter, Milliliter
PKU	Phenylketonurie (Stoffwechselerkrankung)
WHO	World Health Organisation (Weltgesundheitsorganisation)

ZUM NACHLESEN

Der Internationale Kodex für die Vermarktung von Muttermilchersatzprodukten der WHO: www.ibfan.org/german/resource/who/fullcode-de.html

Richtlinie 2006/141/EG der Kommission vom 22. Dezember 2006 über Säuglings-anfangsnahrung und Folgenahrung und zur Änderung der Richtlinie 1999/21/EG: www.eur-lex.europa.eu/LexUriServ/LexUri_Serv.do?uri=OJ:L:2006:401:0001:0033:DE:PDF

68. Verordnung der Bundesministerin für Gesundheit, Familie und Jugend über Säuglingsnahrung und Folgenahrung – BGBl. I Nr. 13/2006 idF: BGBl. I Nr. 121/2008 zuletzt geändert mit BGBl. I Nr. 52/2009 – ausgegeben am 17. Juni 2009: www.lmsvg.net/component/option,com_docman/task,doc_details/gid,43/

Verordnung (EG) Nr. 1924/2006 vom 20. Dezember 2006 über nährwert- und gesundheitsbezogene Angaben über Lebensmittel „Health-Claims-Verordnung" IdF: 109/2008 zuletzt berichtigt mit L 198/87 vom 30. Juli 2009: www.lmsvg.net/component/option,com_docman/task,doc_details/gid,197/

S3 Leitlinie Allergieprävention 03/2009 – AWMF-Reg.-Nr. 061/016 Allergie-prävention: www.uni-duesseldorf.de/AWMF/ll/061-016.htm

WEITERFÜHRENDE LITERATUR

Stillzeit

„Essen und Trinken – Kinderwunsch, Schwangerschaft und Stillzeit"
(1. Auflage), Ingeborg Hanreich
Verlag I. Hanreich 2006
ISBN 978-3-901518-07-2
€ 16,50 (D, A) / CHF 30,– UVP

„Empfehlungen für die Ernährung von Mutter und Kind – Schwangerschaft und Stillzeit"
(3. Auflage), Mathilde Kersting, Ute Alexy und Elmar Kersting (Forschungsinstitut für Kinderernährung Dortmund)
aid-infodienst 2002
ISBN 978-3-8308-0215-0
€ 2,– (D) / € 2,10 (A) / CHF 4,– UVP

„Arzneiverordnung in Schwangerschaft und Stillzeit"
(7. Auflage), Christof Schaefer, Horst Spielmann und Klaus Vetter
Urban & Fischer 2006
ISBN 978-3-437-21332-8
€ 76,95 (D) / € 79,20 (A) / CHF 118,– UVP

Stillen & Stillprobleme

„Stillen"
(2. Auflage), Márta Guóth-Gumberger und Elizabeth Hormann
GU 2008
ISBN 978-3-8338-0405-2
€ 12,90 (D) / € 13,30 (A) / CHF 23,90 UVP

„Das Handbuch für die stillende Mutter"
(3. Auflage)
Hanna Neuenschwandner
La Leche Liga Schweiz Verlag 2004
ISBN 978-3-906675-02-2
€ 16,90 (D) / € 17,50 (A) / CHF 24,– UVP

Säuglingsernährung

„Rezepte und Tipps für Babys Beikost"
(6. Auflage), Ingeborg Hanreich
und Britta Macho
Verlag I. Hanreich 2010
ISBN 978-3-901518-08-9
€ 19,90 (D, A) / CHF 34,60– UVP

Kinderernährung

„Essen und Trinken im Kleinkindalter"
(5. Auflage), Ingeborg Hanreich
Verlag I. Hanreich 2010
ISBN 978-3-901518-09-6
€ 19,90 (D, A) / CHF 34,60 UVP

„Coole Rezepte für Jausen,
Pausen und Feste" (1. Auflage),
Ingeborg Hanreich und Britta Macho
Verlag I. Hanreich 2003
ISBN 978-3-901518-06-5
€ 15,– (D, A) / CHF 27,30 UVP

„Pfiffige Rezepte für
kleine und große Leute" (3. Auflage)
Ingeborg Hanreich und Britta Macho
Verlag I. Hanreich 2006
ISBN 978-3-901518-01-0,
€ 15,– (D, A) / CHF 27,30 UVP

„Fakten zur Kinderernährung"
(1. Auflage), Mathilde Kersting,
Ute Alexy und Nicole Rothmann
(Forschungsinstitut für Kinderernäh-
rung Dortmund)
Hans Marseille Verlag 2003
ISBN 978-3-88616-108-9
€ 24,– (D) / € 24,70 (A) / CHF 47,– UVP

Allergie

**„Lebensmittelallergie Neurodermitis –
Was darf mein Kind essen?"**
(2. Auflage), Ute Körner
aid Infodienst 2003
ISBN 978-3-8308-0356-0
€ 2,50 (D) / € 2,60 (A)

**„Essen und Trinken bei
Lebensmittelallergien"**
(1. Auflage), DGE-infothek 2007
ISBN 978-3-88749-204-5
€ 0,50 (D) / € 0,60 (A)

**„Antworten auf die 111 häufigsten
Fragen zu Allergie und Asthma"**
(1. Auflage), Deutscher Allergie-
und Asthmabund e.V.
MVS Medizinverlage Stuttgart 2004
ISBN 978-3-8304-3126-8
€ 14,95 (D) / € 15,40 (A) / CHF 27,50 UVP

**„Der große TRIAS-Ratgeber
Nahrungsmittel-Allergien"**
(2. Auflage), Claudia Thiel
MVS Medizinverlage Stuttgart 2004
ISBN 978-3-8304-3141-1
€ 19,95 (D) / € 20,60 (A) / CHF 34,90 UVP

„Allergien vorbeugen" (1. Auflage),
Christiane Schäfer und Imke Reesl
Systemed 2009
ISBN 978-3-927372-50-4
€ 14,95 (D) / € 15,40 (A) / CHF 28,90 UVP

ADRESSVERZEICHNIS

Buchbestellungen Verlag I. Hanreich

Europa
Verlag • Beratung • Information
Mag. Ingeborg Hanreich, IBCLC
Esterhazygasse 7/2, A-1060 Wien
Tel.: (+43 1) 504 28 29-1
Fax: (+43 1) 504 28 29-4
E-Mail: bestellung@hanreich-verlag.at
Internet: www.hanreich-verlag.at

Schweiz
Sonja Schär
Mütter- und Väterberaterin
Lohstrasse 22, CH-8362 Balterswil
Tel.: (+41 71) 971 49 77
Fax: (+41 71) 971 49 76
E-Mail: sonja.schaer@hanreich-verlag.at
Internet: www.hanreich-verlag.at

Vereine, Verbände und Selbsthilfegruppen

Allergie

Deutschland
Arbeitsgemeinschaft
Allergiekrankes Kind e.V. (AAK)
Auguststraße 20, D-35745 Herborn
Tel.: (+49 2772) 92 87-0
Fax: (+49 2772) 92 87-9
E-Mail: koordination@aak.de
Internet: www.aak.de

Deutscher Allergie- und
Asthmabund e.V. (DAAB)
Fliethstraße 114
D-41061 Mönchengladbach
Tel.: (+49 2161) 814 94-0
Fax: (+49 2161) 814 94-30
E-Mail: info@daab.de
Internet: www.daab.de

Kindernetzwerk e.V.*
Hanauer Straße 15
D-63739 Aschaffenburg
Tel.: (+49 6021) 120 30
Fax: (+49 6021) 124 46
E-Mail: info@kindernetzwerk.de
Internet: www.kindernetzwerk.de

*Ist eine vernetzende Institution für betroffene Eltern von Kindern und Jugendlichen mit chronischen Erkrankungen, Entwicklungsstörungen und Behinderungen.

pina-Infoline
Kinderumwelt gemeinnützige GmbH
Westerbreite 7, D-49084 Osnabrück
Tel.: (+49 541) 977 89 03
Fax: (+49 541) 977 89 05
E-Mail: kontakt@pina-infoline.de
Internet: www.pina-infoline.de

Weitere Informationen erhalten
Sie unter:
www.allergie-experten.de,
www.allum.de und
www.forum-allergie-vorbeugen.de

Österreich
Österreichische Lungenunion
Obere Augartenstraße 26 – 28
A-1020 Wien
Tel. & Fax: (+43 1) 330 42 86
E-Mail: office@lungenunion.at
Internet: www.lungenunion.at

Schweiz
aha! Schweizerisches Zentrum
für Allergie, Haut und Asthma
Scheibenstrasse 20, CH-3014 Bern
Tel.: (+41 31) 359 90 00
Fax: (+41 31) 359 90 90
E-Mail: info@ahaswiss.ch
Internet: www.ahaswiss.ch
aha! infoline (+41 31) 359 90 50
Mo – Fr: 8.30 – 12.00 Uhr
            13.00 – 16.30 Uhr

Lungenliga Schweiz
Südbahnhofstrasse 14 c
CH-3000 Bern 14
Tel.: (+41 31) 378 20 50
Fax: (+41 31) 378 20 51
E-Mail: info@lung.ch
Internet: www.lung.ch
Lungentelefon: (0800) 40 48 00
Di von 17.00 – 19.00 Uhr

Biologische Lebensmittel – Information (z. B. Saisonkalender) und Anbieter

Deutschland

Bioland e.V.
Kaiserstraße 18, D-55116 Mainz
Tel.: (+49 6131) 239 79-0
Fax: (+49 6131) 239 79-27
E-Mail: info@bioland.de
Internet: www.bioland.de

Weitere Informationen finden
Sie unter:
www.naturkost.de und
www.was-wir-essen.de

Österreich

Bundesministerium für Land-
und Forstwirtschaft, Umwelt und
Wasserwirtschaft (BMLFUW)
Stubenring 1, A-1012 Wien
Tel.: (+43 1) 711 00-0
Fax: (+43 1) 711 00-2140
Internet: http://bioshopping.lebens-
ministerium.at

Verband österreichischer
Umweltberatungsstellen
Mariahilfer Straße 196/4/11
A-1150 Wien
Tel.: (+43 1) 877 60 99
Fax: (+43 1) 877 60 99-13
oesterreich@umweltberatung.at
Internet: www.umweltberatung.at

Weitere Informationen finden
Sie unter:
www.bioinfo.at

Schweiz

Bio Suisse
Margarethenstrasse 87, CH-4053 Basel
Tel.: (+41 61) 385 96 10
Fax: (+41 61) 385 96 11
E-Mail: bio@bio-suisse.ch
Internet: www.bio-suisse.ch

Verein bionetz.ch
Bärenplatz 2, CH-3011 Bern
E-Mail: info@bionetz.ch
Internet: www.bionetz.ch

Weitere Informationen finden Sie
unter: www.coop.ch

Südtirol

Bioland Verband Südtirol
Steindlweg 48, I-39018 Terlan
Tel.: (+39 471) 25 69 77
Fax: (+39 471) 25 60 62
E-Mail: bioland@bioland-suedtirol.it
Internet: www.bioland-suedtirol.it

Ernährungsinformationen für Mutter und Kind

Deutschland

aid infodienst – Ernährung, Landwirt-
schaft, Verbraucherschutz e.V. (aid)
Heilsbachstraße 16, D-53123 Bonn
Tel.: (+49 228) 84 99-0
Fax: (+49 228) 84 99-177
E-Mail: aid@aid.de
Internet: www.aid.de

Bundeszentrale für
gesundheitliche Aufklärung (BZgA)
Ostmerheimer Straße 220, D-51109 Köln
Tel.: (+49 221) 89 92-0
Fax: (+49 221) 89 92-300
E-Mail: kindergesundheit@bzga.de
Internet: www.kindergesundheit-info.de

Deutsche Gesellschaft
für Ernährung e.V. (DGE)
Godesberger Allee 18, D-53175 Bonn
Tel.: (+49 228) 37 76-600
Fax: (+49 228) 37 76-800
Internet: www.dge.de

Forschungsinstitut für
Kinderernährung (FKE)
Heinstück 11, D-44225 Dortmund
Tel.: (+49 231) 79 22 10-0
E-Mai: fke@fke-do.de
Internet: www.fke-do.de

Verband der Diätassistenten –
Deutscher Bundesverband e.V. (VDD)
Susannastraße 13, D-45136 Essen
Tel.: (+49 201) 946 85 37-0
Fax: (+49 201) 946 85 38-0
E-Mail: vdd@vdd.de
Internet: www.vdd.de

Verband der Oecotrophologen e.V. (VDOE)
Reuterstraße 161, D-53113 Bonn
Tel.: (+49 228) 289 22-0
Fax: (+49 228) 289 22-77
E-Mail: vdoe@vdoe.de
Internet: www.vdoe.de

Österreich

Verband der Ernährungswissenschafter
Österreich (VEÖ)
Erdbergstraße 10/40, A-1030 Wien
Tel.: (+43 01) 333 39 81, Fax: DW -9
E-Mail: veoe@veoe.org
Internet: www.veoe.org

Verband der Diaetologen Österreichs
Grüngasse 9/Top 20, A-1050 Wien
Tel.: (+43 1) 602 79 60
Fax: (+43 1) 600 38 24
E-Mail: office@diaetologen.at
www.diaetologen.at

Österreichische Gesellschaft
für Ernährung (ÖGE)
Zimmermanngasse 3, A-1090 Wien
Tel.: (+43 1) 714 71 93
Fax: (+43 1) 718 61 46
E-Mail: info@oege.at
Internet: www.oege.at

Schweiz

Schweizerische Gesellschaft
für Ernährung (SGE)
Schwarztorstrasse 87, CH-3001 Bern
Tel.: (+41 31) 385 00 00
Fax: (+41 31) 385 00 05
E-Mail: info@sge-ssn.ch
Internet: www.sge-ssn.ch

Neurodermitis

Deutschland

Bundesverband Neurodermitiskranker
in Deutschland e.V.
Oberstraße 171, D-56154 Boppard
Tel.: (+49 6742) 871 30
Fax: (+49 6742) 27 95
E-Mail: info@neurodermitis.net
Internet: www.neurodermitis.net

Deutscher Neurodermitis Bund
e.V. (DNB)
Baumkamp 18, D-22299 Hamburg
Tel.: (+49 40) 23 07 44
Fax: (+49 40) 23 10 08
E-Mail: info@neurodermitis-bund.de
Internet: www.neurodermitis-bund.de

Österreich

Informationen und Selbsthilfegruppen finden Sie unter:
www.netdoktor.at/health_center/
neurodermitis/

Schweiz

aha! Schweizerisches Zentrum für
Allergie, Haut und Asthma
Scheibenstrasse 20, CH-3014 Bern
Postfach 1, CH-3000 Bern 22
Tel.: (+41 31) 359 90 00
Fax: (+41 31) 359 90 90
E-Mail: info@ahaswiss.ch
Internet: www.ahaswiss.ch

Weitere Informationen erhalten Sie
unter: www.neurodermitis.ch

Stillberatung

Deutschland

Berufsverband Deutscher Laktations-
beraterinnen IBCLC e.V. (BDL)
Hildesheimer Straße 124 E
D-30880 Laatzen
Tel.: (+49 511) 87 64 98 60
Fax: (+49 511) 87 64 98 68
E-Mail: sekretariat@bdl-stillen.de
Internet: www.bdl-stillen.de

Deutscher Hebammenverband e.V.
Gartenstraße 26, D-76133 Karlsruhe
Tel.: (+49 721) 981 89-0
Fax: (+49 721) 981 89-20
E-Mail: info@hebammenverband.de
Internet: www.hebammenverband.de

Bund freiberuflicher Hebammen
Deutschlands e.V. (BfHD)
Kasseler Straße 1 A
D-60486 Frankfurt am Main
Tel.: (+49 69) 79 53 49 71
Fax: (+49 69) 79 53 49 72
E-Mail: geschaeftsstelle@bfhd.de
Internet: www.bfhd.de

Arbeitsgemeinschaft
Freier Stillgruppen AFS e.V.
Bornheimer Straße 100, D-53119 Bonn
Tel.: (+49 228) 350 38 71
Fax: (+49 228) 350 38 72
E-Mail: geschaeftsstelle@afs-stillen.de
Internet: www.afs-stillen.de

La Leche Liga Deutschland e.V.
Gesellenweg 13, D-32427 Minden
Tel.: (+49 571) 489 46
Fax: (+49 571) 404 94 80
E-Mail: beratung@lalecheliga.de
Internet: www.lalecheliga.de

Weitere Informationen finden
Sie unter: www.stillkinder.de

Österreich

Verband der Still- und Laktations-
beraterinnen Österreichs IBCLC (VSLÖ)
Lindenstraße 20
A-2362 Biedermannsdorf
Tel. & Fax: (+43 2236) 723 36
E-Mail: info@stillen.at
Internet: www.stillen.at

La Leche Liga Österreich (LLL)
Ennsweg 38, 5550 Radstadt
Tel.: (+43 650) 702 31 21
E-Mail: info@lalecheliga.at
Internet: www.lalecheliga.at

Österreichisches Hebammen-
Gremium (ÖGH)
Spörlinggasse 3-5/2, A-1061 Wien
Tel. & Fax: (+43 1) 597 14 04
E-Mail: oehg@hebammen.at
Internet: www.hebammen.at

Hebammenzentrum –
Verein freier Hebammen
Lazarettgasse 6/2/1, A-1090 Wien
Tel.: (+43 1) 408 80 22
Fax: (+43 1) 403 98 77-18
E-Mail: freie-hebammen@hebam-
menzentrum.at
Internet: www.hebammenzentrum.at

Schweiz
Berufsverband Schweizerischer
Stillberaterinnen IBCLC (BSS)
Postfach 686, CH-3000 Bern 25
Tel.: (+41 41) 671 01 73
Fax: (+41 41) 671 01 71
E-Mail: office@stillen.ch
Internet: www.stillen.ch

Schweizerischer Hebammenverband
Rosenweg 25 C, Postfach
CH-3000 Bern 23
Tel.: (+41 31) 332 63 40
Fax: (+41 31) 332 76 19
E-Mail: info@hebamme.ch
Internet: www.hebamme.ch

La Leche League Schweiz (LLLCH)
Postfach 197, CH-8053 Zürich
Tel.: (+41 44) 940 10 12
E-Mail: info@stillberatung.ch
Internet: www.stillberatung.ch

Schweizerische Stiftung
zur Förderung des Stillens
Schwarztorstrasse 87, CH-3007 Bern
Tel.: (+41 31) 381 49 66
Fax: (+41 31) 381 49 67
E-Mail: stiftungstillen@bluewin.ch
Internet: www.allaiter.ch

Schweizerischer Verband
der Mütterberaterinnen (SVM)
Elisabethenstrasse 16, CH-8036 Zürich
Tel.: (+41 44) 382 30 33
Fax: (+41 44) 382 30 35
E-Mail: svm@bluewin.ch
Internet: www.muetterberatung.ch

Südtirol
Verband der Still- und
Laktationsberaterinnen Südtirols
IBCLC (VSLS)
Marconistraße 19, I-39044 Neumarkt
Tel.: (+39 329) 051 23 61
Fax: (+39 471) 81 24 15
E-Mail: info@stillen.it
Internet: www.stillen.it

La Leche League Italia (LLL)
Casella Postale 1368
I-20123 Milano
Tel.: (+39 199) 43 23 26
E-Mail: doveconsulenti@lllitalia.org
Internet: www.lllitalia.org

Kollegium der Hebammen
der Provinz Bozen
Duca d´Aosta-Straße 64/4
I-39100 Bozen
Tel.: (+39 471) 28 06 47
Fax: (+39 471) 46 95 58
E-Mail: info@hebammen.bz.it
Internet: www.hebammen.bz.it

Schrei-, Schlaf- und Fütterungsstörungen

Deutschland
Informationen finden Sie unter:
www.schreibaby.de und
www.trostreich.de

Schweiz
Verein Schreibabyhilfe
Postfach 224, CH-8154 Oberglatt
Tel.: (+41 44) 850 75 23
E-Mail: nicole@schreibabyhilfe.ch
Internet: www.schreibabyhilfe.ch

Gesellschaft für seelische Gesundheit
in der Frühen Kindheit e.V. (GAIMH)
Marie Meierhofer-Institut für das Kind
Frau Dr. Heidi Simoni
Schulhausstrasse 64, CH-8002 Zürich
Tel.: (+41 44) 205 52 20
Fax: (+41 44) 205 52 22
E-Mail: info@gaimh.org
Internet: www.gaimh.de

Stoffwechselstörungen

Deutschland

Galaktorämie Initiative
Deutschland e.V. (GaLID)
Im Talgarten 25, D-66386 St. Ingbert
Tel.: (+49 6151) 95 75 15
E-Mail: galakto1@galid.de
Internet: www.galid.de

Deutsche Interessensgemeinschaft
PKU und verwandte
Stoffwechselstörungen e.V. (DIG-PKU)
Narzissenstraße 25, D-90768 Fürth
Tel.: (+49 911) 979 10 34
Fax: (+49 911) 976 47 17
Internet: www.dig-pku.de

Deutsche Zöliakie
Gesellschaft e.V. (DZG)
Filderhauptstraße 61
D-70599 Stuttgart
Tel.: (+49 711) 45 99 81-0
Fax: (+49 711) 45 99 81-50
E-Mail: info@dzg-online.de
Internet: www.dzg-online.de

Selbsthilfegruppe hereditäre
Fructoseintoleranz (HFI)
Hauptstraße 65 a, D-63584 Gründan
Fax: (+49 6058) 91 75 70
E-Mail: fructoseintoleranz@gmx.de
Internet: www.fructoseintoleranz.de

Österreich

Österreichische Gesellschaft für angebo-
rene Stoffwechselstörungen (ÖGAST)
Schillerstraße 19/9/5, A-2351 Wr. Neudorf
Tel.: (+43 664) 424 82 82
E-Mail: birgit.randa@oegast.at
Internet: www.oegast.at

Österreichische
Arbeitsgemeinschaft Zöliakie
Anton-Baumgartner-Str. 44/C5/2302
A-1230 Wien
Tel. & Fax: (+43 1) 667 18 87
E-Mail: zoeliakie.oesterreich@utanet.at
Internet: www.zoeliakie.or.at

Schweiz

Verein Galactosaemie Schweiz
Obere Torackerstrasse 16
CH-9248 Bichwil
Tel.: (+41 71) 950 06 33
E-Mail: kilchoers@bluewin.ch
Internet: www.galactosaemie.ch

Schweizerische IG
Phenylketonurie und andere mit
Eiweisseinschränkungen behandelte
Stoffwechselstörungen (CHIP)
Waldeggweg 1
CH-3633 Amsoldingen
Internet: www.chip-pku.ch

IG Zöliakie der Deutschen Schweiz
Birmannsgasse 20, CH-4055 Basel
Tel.: (+41 61) 271 62 17
Fax: (+41 61) 271 62 18
E-Mail: sekretariat@zoeliakie.ch
Internet: www.zoeliakie.ch

Südtirol

Galactosaemia in Italy
Via Monsignor Carraro 11 Novaglie
I-37034 Verona
Tel.: (+39 45) 53 44 83
E-Mail: italy@galactosaemia.com
Internet: www.galactosaemia.com

Associazione Prevenzione
Malattie Metaboliche Congenite
(A.P.M.M.C.)
c/o Clinica Pediatrica –
Ospedale S. Paolo
Via A. di Rudini, 8, I-20142 Milano
Tel.: (+39 2891) 10 62
Fax: (+39 2891) 501 25
Internet: www.apmmc.it

Südtiroler Zöliakie-Gesellschaft (AIC)
Galileo-Galilei-Straße 4/A
I-39100 Bozen (BZ)
Tel.: (+39 471) 05 16 26
Fax: (+39 471) 196 91 34
E-Mail: info@aic.bz.it
Internet: www.aic.bz.it

Wasser für Säuglingsnahrung

Deutschland
Forum Trinkwasser e.V.
Postfach 700842
D-60558 Frankfurt am Main
Tel.: (+49 69) 96 36 52-0
Fax: (+49 69) 96 36 52-15
E-Mail: info@forum-trinkwasser.de
Internet: www.forum-trinkwasser.de

IDM – Informationszentrale
Deutsches Mineralwasser
c/o Kohl PR & Partner
Heinrich-Brüning-Straße 9
D-53113 Bonn
Tel.: (01805) 45 33 33 (€ 0,14/Min.)
Fax: (01805) 45 33 44 (€ 0,14/Min.)
E-Mail: idm@mineralwasser.com
Internet: www.mineralwasser.com

Österreich
Bundesministerium für
Gesundheit
Radetzkystraße 2, A-1030 Wien
Tel.: (+43 1) 711 00-0
Fax: (+43 1) 711 00-14300
E-Mail: buergerservice@bmg.gv.at
Internet: www.bmg.gv.at

Schweiz
Schweizerischer Verein des Gas-
und Wasserfaches (SVGW)
Information Trinkwasser
Grütlistrasse 44, Postfach 2110
CH-8027 Zürich
Tel.: (+41 44) 288 33 33
Fax: (+41 44) 202 16 33
E-Mail: u.kamm@svgw.ch
Internet: www.trinkwasser.ch

Auskunft über das örtliche Trinkwasser
geben die jeweils zuständigen Wasser-
werke bzw. das Gesundheitsamt.

Zahngesundheit

Deutschland
Informationsstelle für Kariesprophyla-
xe des Deutschen Arbeitskreises für
Zahnheikunde
Leimenrode 29
D-60322 Frankfurt am Main
Tel.: (+49 69) 24 70-6822
Fax: (+49 69) 70 76-8753
E-Mail: daz@kariesvorbeugung.de
Internet: www.kariesvorbeugung.de

Aktion Zahnfreundlich e.V.
Danckelmannstraße 9
D-14059 Berlin
Tel.: (+49 30) 30 12 78 85
Fax: (+49 30) 30 12 78 84
E-Mail: info@zahnmaennchen.de
Internet: www.zahnmaennchen.de

Österreich
ÖGK – Österreichische Gesellschaft
für Kinderzahnheilkunde
Innsbrucker Bundesstraße 35
A-5020 Salzburg
Tel.: (+43 662) 90 10-2390
E-Mail: office@gmx.at
Internet: www.kinderzahnheilkunde-
online.at

Schweiz
Aktion Zahnfreundlich
Bundesstrasse 29, CH-4054 Basel
Tel.: (+41 61) 273 77 05
E-Mail: info@zahnfreundlich.ch
Internet: www.zahnfreundlich.ch

STICHWORTVERZEICHNIS

BABYS BEIKOST – SELBST GEKOCHT!

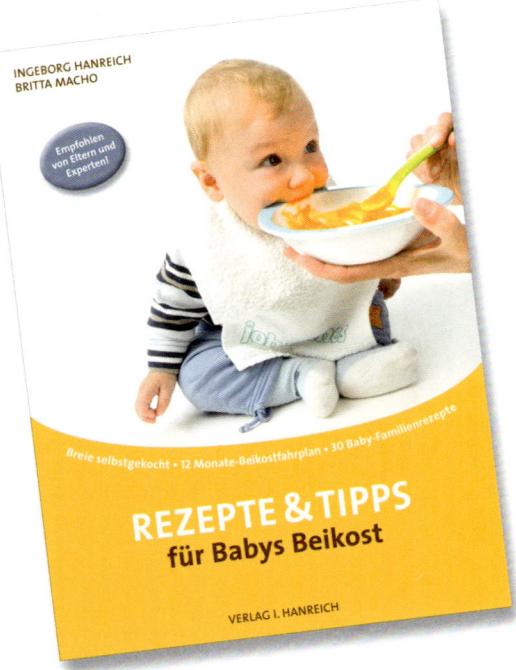

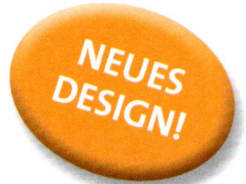

Unser Praxisbuch zum Kochen der Beikost gibt einfache Anleitung zur Zubereitung erster Babybreie und der Babymenüs **für den Familientisch. Der Beikostfahrplan mit Rezepten** unterstützt Sie beim stufenweisen Aufbau des Speiseplans vom **7. – 13. Monat** Mahlzeit für Mahlzeit.

- Welche Lebensmittel sind geeignet, welche sind zu meiden?

- Was ist beim Beikostbeginn und ersten Zufüttern zu beachten?

- Welche Breie oder Komponenten kann ich portioniert tieffrieren?

- Wie gelingt ein Aufbau der Beikost bei erhöhtem Allergierisiko?

- Ab welchem Monat sind Breie bzw. Familienkost geeignet?

In unserem Baby-Rezeptbuch erfahren Sie viele **wertvolle Tipps** zum Selberkochen und erhalten Hilfestellung bei der Zusammenstellung der ersten Breie.
Näheres unter: **www.kinderkost.com**

176 Seiten, 85 Abb. in Farbe
5. Auflage 2008
€ 19,90 (A) / € 19,90 (D) / CHF 34,60
(zzgl. Versandkosten)

IHRE FRAGEN ZUR KINDERERNÄHRUNG!

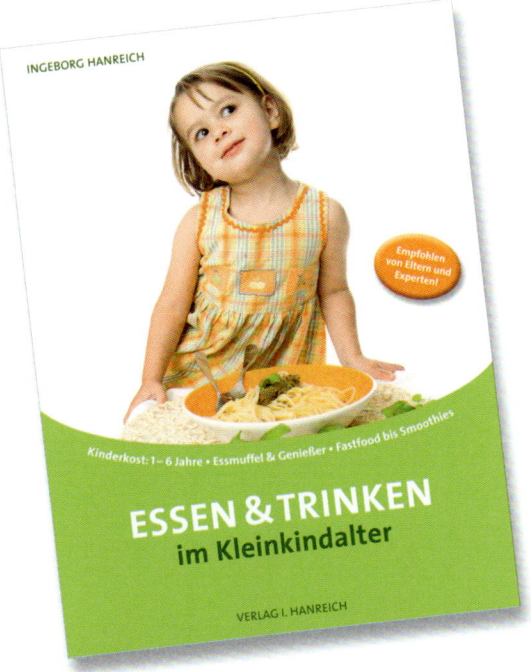

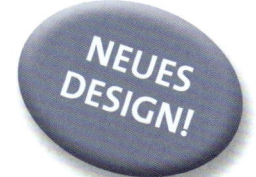

Unser auf Anregung von Leserinnen und Lesern erweiterter Ernährungsleitfaden für Kinder von **1 – 6 Jahren** spannt den Bogen von Fastfood bis Smoothies. Er bietet **praxisnahe Portionsberechnung „in Kinderhandvoll"** für alle Lebensmittelgruppen und beantwortet zahlreiche Elternfragen.

• Was muss ich bei der Familienkost im 2. Lebensjahr beachten?

• Isst mein Kind das, was es essen sollte, oder nur Lieblingsspeisen?

• Was tue ich, wenn es ein Gemüse-Essmuffel ist oder kaum trinkt?

• Wenn es morgens nicht essen mag oder unter Verstopfung leidet?

• Wenn es allergiegefährdet ist oder noch die Flasche bevorzugt?

In unserem Ratgeber über die **Ernährung von Klein- und Vorschulkindern** erhalten Sie Antworten auf diese und weitere häufig gestellte Elternfragen.

Näheres unter: **www.kinderkost.com**

160 Seiten, 18 Abb. in Farbe
4. Auflage 2008
€ 19,90(A) / € 19,90 (D) / CHF 34,60
(zzgl. Versandkosten)

1 X 1 FÜR MUTTER UND KIND!

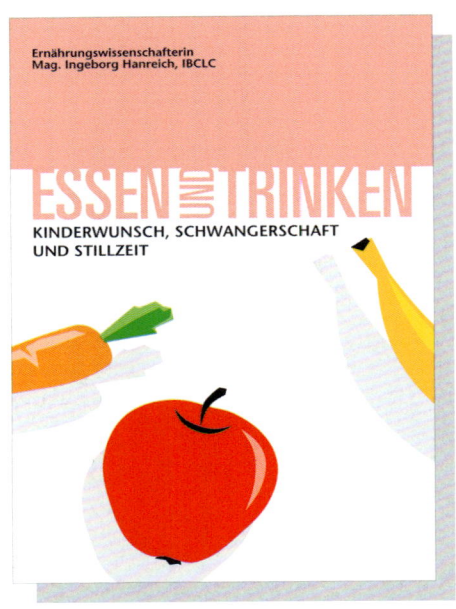

Unser Ernährungsratgeber **„Essen & Trinken – Kinderwunsch, Schwangerschaft und Stillzeit"** spannt den Bogen von der Ernährung der Frau im Allgemeinen, über Maßnahmen bei Kinderwunsch, bis zu **Pluspunkten und Tabus** in Schwangerschaft und Stillzeit.

Sie erfahren hier Tricks bei morgendlicher Übelkeit und Sodbrennen, Geburtserleichterndes sowie Tipps bei **Babyblues und Blähungen** des Kindes.

136 Seiten, 4 Abb. in Farbe
1. Auflage 2006
€ 16,50 / CHF 30,–
(zzgl. Versandkosten)

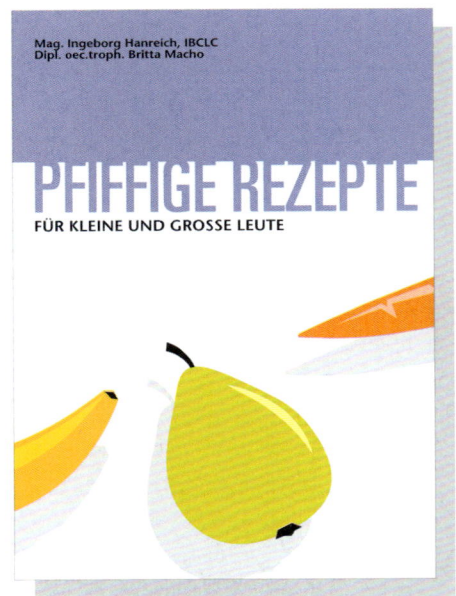

Einfache, rasch zubereitbare Rezepte sind immer wieder gefragt. Vor allem als Kochneuling ist man mit unserem Buch **„Pfiffige Rezepte für kleine und große Leute"** gut bedient.
Kettenkochen und viele andere Zubereitungstipps, ein Wochenplan sowie ein Saisonkalender helfen weiter.
Unsere schnellen **Familienrezepte** reichen von Altwiener Kartoffelsuppe bis Zimtknödel mit Apfelmus.

112 Seiten, 4 Abb. in Farbe
3. Auflage 2006
€ 15,– / CHF 27,30
(zzgl. Versandkosten)

Leseproben und Inhaltsverzeichnisse finden Sie auf: www.kinderkost.com

Mag. Ingeborg Hanreich hat 1991 das Studium der Ernährungswissenschaften an der Universität Wien abgeschlossen. Sie ist seit 2003 Stillberaterin IBCLC.

Als freiberuflich tätige Expertin widmet sie sich vor allem dem Bereich „Ernährung von Mutter und Kind".

Sie hält Seminare und Vorträge für Eltern, ElternberaterInnen, Hebammen, Säuglingsschwestern und ApothekerInnen.

Frau Mag. Hanreich war Gründungspräsidentin des Verbandes der Ernährungswissenschafter Österreichs sowie Vorstandsmitglied des „Informationskreises Kind und Ernährung" und hat jahrelang dessen Hotline betreut.

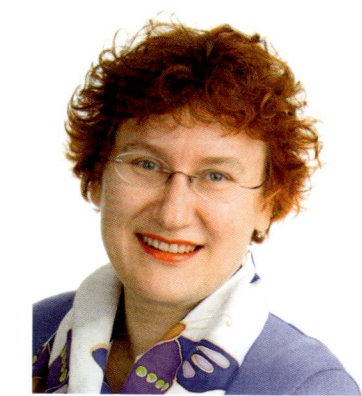

Mag. Ingeborg Hanreich, IBCLC
Ernährungswissenschafterin und Stillberaterin

Im Jahr 1994 gründete sie den Verlag I. Hanreich und publizierte bislang folgende Werke:

• Essen & Trinken – Kinderwunsch, Schwangerschaft und Stillzeit

• Essen & Trinken im Säuglingsalter

• Rezepte & Tipps für Babys Beikost

• Essen & Trinken im Kleinkindalter

• Pfiffige Rezepte für kleine und große Leute

• Coole Rezepte für Jausen, Pausen und Feste

Als Coautorin hat sie im Stocker Verlag „Joghurt, Käse, Rahm & Co" herausge-

bracht und im Naturamed Verlag „Ernährung und Gesundheit – Von anderen Kulturen essen lernen".

Seit Herbst 2008 ist sie Lektorin an der Fachhochschule für Hebammen in Wien, Krems und Salzburg.

Mit Beginn des Jahres 2010 betreut sie eine kostenpflichtige Ernährungshotline für Mutter und Kind.

Ihr Credo:
„Das Feedback von Eltern an unserer Hotline und in Seminaren sowie Anregungen unserer Leserinnen zeigen uns immer, was gerade die Herzen bewegt. Es ist mir daher ein Anliegen, unsere Bücher so aktuell wie möglich zu halten."

Liebe Leserinnen und Leser!

Wir freuen uns sehr, wenn wir Ihnen mit unserem Leitfaden zur Säuglingsernährung weiterhelfen konnten. **Verständnisfragen** können Sie gerne direkt an den Verlag richten:

Verlag • Beratung • Information
Mag. Ingeborg Hanreich, IBCLC
Esterhazygasse 7/2, A-1060 Wien
Tel.: (+43 1) 504 28 29-1
Fax: (+43 1) 504 28 29-4
E-mail: office@kinderkost.com
Internet: www.kinderkost.com

Anregungen und Kritik von Ihrer Seite sind uns ebenfalls gerne willkommen, denn dieses Buch ist schon dank mancher Rückmeldung verbessert und erweitert worden.

Deshalb zögern Sie nicht – rufen Sie an, mailen oder schreiben Sie uns!

Gerne nimmt sich Frau Mag. Hanreich telefonisch, per E-Mail oder im persönlichen Gespräch bei **Fragen, die die individuelle Situation Ihres Kindes betreffen,** für Sie Zeit.
Sie beantwortet diese gerne am Hotlinetelefon unter der Rufnummer **(0900) 34 01 01** um € 0,88/Min. (aus dem österreichischen Festnetz).

Aus dem In- und Ausland sind wir per E-Mail unter dieser Adresse erreichbar: **beratung@kinderkost.com.**
Frau Mag. Hanreich beantwortet hier Ihre Anfragen gegen Vorauskassa.

Wenn Sie im Raum Wien zu Hause sind und **einen persönlichen Beratungstermin** vereinbaren wollen, können Sie dies unter (+43 1) 504 28 29-1 tun.
Näheres hierzu finden Sie auf unserer Homepage **www.kinderkost.com.**